2023年 国家医疗服务与质量安全报告

呼吸专业分册

国家呼吸内科医疗质量控制中心 编

科学技术文献出版社
SCIENTIFIC AND TECHNICAL DOCUMENTATION PRESS
·北京·

图书在版编目（CIP）数据

2023年国家医疗服务与质量安全报告. 呼吸专业分册 / 国家呼吸内科医疗质量控制中心编. -- 北京 ：科学技术文献出版社，2024. 12. -- ISBN 978-7-5235-1173-2

Ⅰ. R197.1；R56

中国国家版本馆CIP数据核字第2024F8W208号

2023年国家医疗服务与质量安全报告——呼吸专业分册

策划编辑：胡　丹　　责任编辑：胡　丹　　责任校对：彭　玉　　责任出版：张志平

出　版　者	科学技术文献出版社
地　　　址	北京市复兴路15号　邮编 100038
编　务　部	（010）58882938，58882087（传真）
发　行　部	（010）58882868，58882870（传真）
邮　购　部	（010）58882873
官 方 网 址	www.stdp.com.cn
发　行　者	科学技术文献出版社发行　全国各地新华书店经销
印　刷　者	北京时尚印佳彩色印刷有限公司
版　　　次	2024年12月第1版　2024年12月第1次印刷
开　　　本	889×1194　1/16
字　　　数	132千
印　　　张	6
书　　　号	ISBN 978-7-5235-1173-2
审　图　号	GS京（2024）2560号
定　　　价	68.00元

版权所有　违法必究

购买本社图书，凡字迹不清、缺页、倒页、脱页者，本社发行部负责调换

编写工作组

顾　问　焦雅辉　马旭东

主　编　王　辰　李燕明

编　委（按姓氏笔画排序）

姓名	单位	姓名	单位
王　玮	中国医科大学附属第一医院	陈　宏	哈尔滨医科大学附属第二医院
王　和	北京医院	陈　娟	宁夏医科大学总医院
王　静	北京医院	陈永倖	海南省人民医院
王孟昭	中国医学科学院北京协和医院	陈荣昌	深圳市人民医院
尹　畅	国家卫生健康医院管理研究所	陈恩国	浙江大学医学院附属邵逸夫医院
石志红	西安交通大学第一附属医院	居　阳	北京医院
叶贤伟	贵州省人民医院	赵建平	华中科技大学同济医学院附属同济医院
代华平	中日友好医院	胡成平	中南大学湘雅医院
冯　靖	天津医科大学总医院	施熠炜	山西医科大学第一医院
刘　丹	四川大学华西医院	徐毛冶	内蒙古自治区人民医院
刘晓菊	兰州大学第一医院	高嗣法	国家卫生健康委医政司
刘辉国	华中科技大学同济医学院	郭述良	重庆医科大学附属第一医院
许小毛	北京医院	黄玉蓉	新疆生产建设兵团医院
孙佳璐	国家卫生健康委医政司	黄建安	苏州大学附属第一医院
孙德俊	内蒙古自治区人民医院	曹　彬	中日友好医院
杜小曼	北京医院	梁宗安	四川大学华西医院
李　强	同济大学附属东方医院	董　亮	山东第一医科大学第一附属医院
李时悦	广州医科大学附属第一医院	韩　芳	北京大学人民医院
杨　岚	西安交通大学第一附属医院	谢宝松	福建省立医院
妥亚军	青海省人民医院	詹庆元	中日友好医院
宋元林	复旦大学附属中山医院	解立新	中国人民解放军总医院
张　永	蚌埠医学院第一附属医院	蔡志刚	河北医科大学第二医院
张　伟	南昌大学第一附属医院	廖艺璇	北京医院
张　璠	北京医院	翟振国	中日友好医院
张云辉	云南省第一人民医院	魏雪梅	新疆维吾尔自治区人民医院
张晓菊	河南省人民医院	瞿介明	上海交通大学医学院附属瑞金医院

序

健康是促进人的全面发展的必然要求，是经济社会发展的基础条件。实现国民健康长寿，是国家富强、民族振兴的重要标志，也是全国各族人民的共同愿望。推进健康中国建设，是全面建成小康社会、基本实现社会主义现代化的重要基础，是全面提升中华民族健康素质、实现人民健康与经济社会协调发展的国家战略，是积极参与全球健康治理、履行2030年可持续发展议程国际承诺的重大举措。国家卫生健康委按照党中央、国务院的战略部署，坚持以人民健康为中心，深入推进健康中国建设，制定发布了一系列政策措施，促进医疗质量安全与管理水平科学化、规范化、精细化程度不断提高。其中，我司组织编撰的年度《国家医疗服务与质量安全报告》从不同层面反映我国医疗质控安全基本情况，为各级卫生健康行政部门和各级各类医疗机构持续改进医疗质量提供了循证依据。

呼吸疾病对人类和我国人民健康造成重大危害，近20年的国家卫生统计数据显示呼吸疾病所致死亡率高居城乡人口死亡率的第1~4位。呼吸专业在保障人民健康和提高医疗救助水平、在危重症救治和呼吸道传染性疾病防治等方面发挥着不可替代的作用。为促进呼吸专业的发展，适应实施健康中国战略的新任务、世界医学发展的新要求，国家卫生健康委委托国家卫生健康委医院管理研究所组织成立了国家呼吸内科医疗质量控制中心，制定呼吸专业医疗质量控制指标，开展呼吸专业安全监测，在科学化、信息化的基础上，以客观数据为依托，精准指导医疗机构不断提高呼吸疾病诊疗质量和医疗技术水平。

作为《国家医疗服务与质量安全报告》的重要组成部分，本书对行业内具有高度共识的呼吸专业医疗质量控制指标进行了分析，全面展示了我国二级及以上综合医院的呼吸专业医疗技术和专业诊疗能力的现状，通过横向和纵向对比展示了近几年的发展变化，为我国呼吸专业医疗质量的持续改进提供循证依据，发挥了重要作用。

未来，希望国家呼吸内科医疗质量控制中心再接再厉，不断完善组织体系和指标体系，加强本专业医疗质量安全数据收集与分析，不断完善充实报告内容，提高报告的科学性，为促进呼吸领域的医疗质量的提高及医疗卫生事业的发展做出更多贡献。

国家卫生健康委医政司

2024年11月

前　言

健康是促进人类全面发展的必然要求，是经济社会发展的基础条件，是民族昌盛和国家富强的重要标志，也是广大人民群众的共同追求。党的二十大精神仍坚持"以人民健康为中心"的思想，以习近平同志为核心的党中央将健康中国上升为国家战略，把人民健康放在优先发展的战略地位，中国卫生健康事业进入新时代。没有全民健康，就没有全面小康；没有健康人民，就没有健康中国。坚持以人民为中心，保障人民健康，不断提高人民健康水平，是我国卫生健康事业发展的根本目标。医疗质量和医疗安全直接关系到人民群众健康。党和政府历来高度重视我国医疗质量和医疗安全管理工作，在政府主导、行业推动和医务人员共同努力下，我国医疗技术能力和医疗质量水平显著提升。

呼吸系统疾病具有高发病率、高患病率、高死亡率、高经济负担的特点。世界卫生组织（WHO）《2019年全球卫生估计报告》显示全球最主要的死亡原因（按死亡总人数排列）与3个大的主题有关：心脑血管疾病（缺血性心脏病、中风），呼吸系统疾病〔慢性阻塞性肺疾病（简称"慢阻肺病"）、下呼吸道感染〕，以及新生儿疾病（包括出生窒息和出生创伤、新生儿败血症和感染、早产并发症）。2019年全球死因顺位前6位疾病包括3种呼吸系统疾病，分别为慢阻肺病（第3位）、下呼吸道感染（第4位）和肺癌（第6位）。2019年慢阻肺病死亡人数占总死亡人数的6%，下呼吸道感染死亡人数为260万人。

医疗服务体系发展和优质服务资源配置在中国城乡、地区和区域之间差异化大，不均衡的情况突出。因此既要在宏观上提升医疗质量整体水平，提升医疗服务整体水平，提升医疗服务体系同质化程度，也要在微观上促进地区间、医疗机构间、机构内人员间的医疗服务同质化。2016年出台的《医疗质量管理办法》从国家层面上为建立和加强医疗质量管理提供了制度保障。

国家呼吸内科医疗质量控制中心（简称"中心"）于2012年1月12日获批建立，由北京医院承担中心的相关工作。中心在建设之初，王辰院士就确立了从"病种质控、技术质控、管理质控"3个层面开展国家呼吸学科质控的工作思路，同时完善和加强中心的基础建设工作。2019年国家卫生健康委发布了《呼吸内科专业医疗质量控制指标（2019年版）》，这是我国第1次在专科领域发布国家级质控指标。中心连续8年完成了《国家医疗服务与质量安全报告》的呼吸专业部分，着重分析了2015—2022年我国呼吸专业医疗资源配置及住院成人社区获得性肺炎、慢性阻塞性肺疾病急性加重、支气管哮喘、急性肺血栓栓塞症、肺结核这5种疾病的诊疗规范性，以及可弯曲支气管镜检查关键环节的质控情况，并提出了呼吸疾病及技术质控目前存在的问题及建议。中心积极与各省级呼吸质控中心进行交流，促进国家级质控中心与省级质控中心的建设，积极发挥各省级质控中心的支撑作用并推动哨点医院的建设，有针对性地发现并研究解决质控管理薄弱环节。

2024 年在国家卫生健康委医政司的关心和指导下，在全国呼吸医疗质控专家组的协助下，在各省级呼吸质控中心成员单位的支持下，中心完成了《2023 年国家医疗服务与质量安全报告——呼吸专业分册》（简称《报告》）的撰写。《报告》汇集了全国呼吸与危重症医学科（Pulmonary and Critical Care Medicine，PCCM）常见疾病和技术医疗服务质量现况的翔实数据，希望能为国家和地方医疗质量监测与改进工作的开展，以及相关卫生政策的制定提供有价值的参考。由于时间紧张，水平有限，《报告》中所反映的结果亦受抽样医院上报数据质量的影响，难免存在缺点和偏差，不足和错误之处请批评指正。

国家呼吸内科医疗质量控制中心

2024 年 6 月

编者说明

《国家医疗服务与质量安全报告——呼吸专业分册》是由国家卫生健康委医政司组织、国家呼吸内科医疗质量控制中心（简称"中心"）编写的年度系列报告，是我国呼吸学科医疗服务和质量安全方面最权威的文件，迄今已连续编撰8年（统计数据为2015—2022年）。《2023年国家医疗服务与质量安全报告——呼吸专业分册》（简称《报告》）主要分析了由中心制定的呼吸专业管理指标，涉及成年住院患者的社区获得性肺炎（community-acquired pneumonia，CAP）、慢性阻塞性肺疾病（简称"慢阻肺病"）急性加重、支气管哮喘、急性肺血栓栓塞症（简称"肺栓塞"）和肺结核等疾病，以及可弯曲支气管镜技术等60多个医疗质量控制指标，其中部分指标分析已纳入《2023年国家医疗服务与质量安全报告》"呼吸专业"一节。为了让全国的呼吸同道更全面地了解我国各地区的呼吸与危重症医学（Pulmonary and Critical Care Medicine，PCCM）专科医疗服务与质量安全情况，能够有的放矢地持续改进，中心接受国家卫生健康委建议，出版此单行本。

《报告》以呼吸专业质量控制指标为基础，以国家医疗质量管理与控制信息网（www.ncis.cn）为平台，采用年度抽样调查的形式进行数据收集。此次共收集7475家医院数据，纳入标准及数据质量分析标准见表1，抽样原则见表2。最终将31个省（自治区、直辖市）及新疆生产建设兵团（简称"新疆兵团"）的2015家医院的数据纳入分析（图1）。其中，国家卫生健康委属（管）医院（简称"委属委管"）24家，三级公立医院（简称"三级公立"）875家（不包括委属委管），三级民营医院（简称"三级民营"）92家，二级公立医院（简称"二级公立"）877家，二级民营医院（简称"二级民营"）147家（表2）。此次调查覆盖面广，医院类型全面，能较为充分地反映我国呼吸专业的基本医疗质量情况。分析各省（自治区、直辖市）数据时，三级综合医院（简称"三级综合"）包括委属委管、三级公立及三级民营；二级综合医院（简称"二级综合"）包括二级公立及二级民营。

一、报告数据范围和来源

表1 全国各级医院数据有效性判断情况

单位：家

序号	排除标准	委属委管排除样本量	三级公立排除样本量	三级民营排除样本量	二级公立排除样本量	二级民营排除样本量	合计
1	提交状态（"未提交"或空值）	2		1094			1096
2	医疗机构级别（"未定级"或"/"或空值）				88		88
3	是否设置PCCM科（空值或"否"）	0	62	20	630	610	1322
4	PCCM科床位数（"0"或"/"或空值）	0	7	2	59	34	102
5	空格斜杠率：>80%	1	2	2	49	44	98
	合计						2706
	医院总数						7475
	剩余抽样调查样本数						4769

注：共收集7475家医院数据。

表2 全国各级医院按省级区划抽样情况

单位：家

第一级分类：所有制形式	第二级分类：医院隶属关系	第三级分类	纳入标准	三级综合医院抽样分析样本量	二级综合医院抽样分析样本量	抽样分析总样本量
公立医院	委属委管医院	/	全部纳入	24	0	24
	省级医院	大学附属医院	全部纳入	60	4	64
		非大学附属医院	各省1~5家	124	15	139
	地市级医院	/	各市1~2家	429	61	490
	县级医院	三级综合医院	各市1~2家	262	/	1059
		二级综合医院	各市3~4家	/	797	
民营医院	/	三级综合医院	全部纳入	92	/	239
		二级综合医院	全部纳入	/	147	
总计						2015

注：样本总量为4769家医院，最终抽样样本为2015家医院。

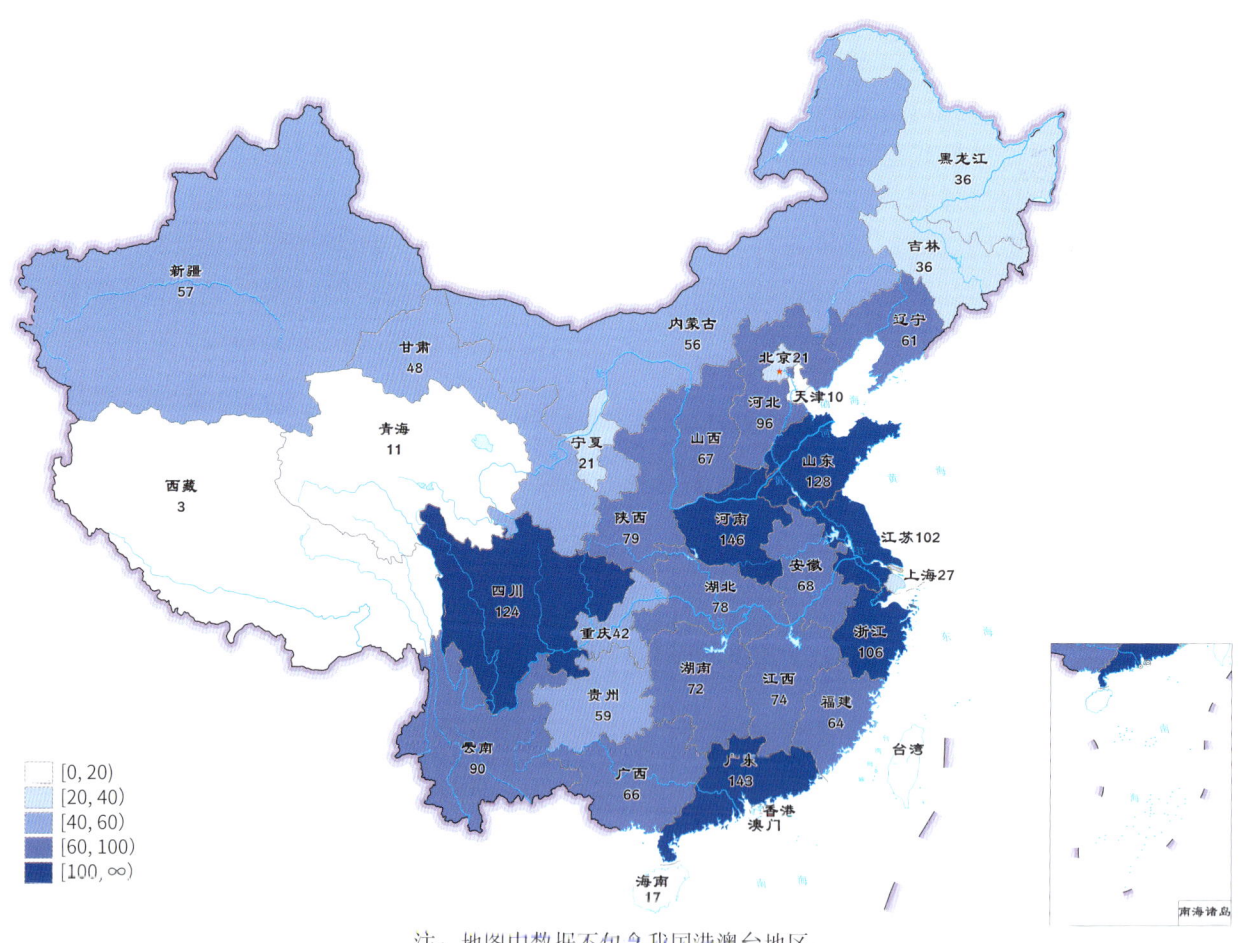

注：地图中数据不包含我国港澳台地区。

图1 2022年各省（自治区、直辖市）参与调查医院分布图（家）

二、有关说明

《报告》中涉及的疾病分类编码采用《疾病和有关健康问题的国际统计分类：第十次修订本（第二版）》（简称"ICD-10"）中的分类法。手术编码采用《国际疾病分类第九版临床修订本手术与操作：ICD-9-CM-3（2011修订版）》（简称"ICD-9-CM-3"）中的分类法。由于本年度全国编码尚未完全统一，为最大限度保持一致性和可比性，ICD-10诊断编码和ICD-9-CM-3手术编码均采用了四位亚目编码。《报告》中所有涉及金额的数据，单位均为人民币。《报告》中的数据收集工作由国家卫生健康委医政司组织，得到了各填报单位的积极配合，编写工作由国家卫生健康委统一部署，国家呼吸内科医疗质量控制中心承担。中心成立《报告》编写工作组，由中心主任王辰院士和副主任李燕明教授主持，居阳医师负责具体事务，王和、杜小曼、廖艺璇、王静、张璠参与编写工作。编写工作组经过系统地数据筛选，对数据进行不同维度的分析，并将其与往年数据进行对比，最终完成本书。编写过程中得到了国家卫生健康委医院管理研究所、标普医学信息研究中心的大力支持及众多专家的指正，在此致以衷心的感谢！由于编写工作组成员的水平有限、各地数据质量参差不齐，《报告》难免存在缺点和偏差，请各位同道批评指正。

目 录

第一章 医院运行管理类指标 ... 1
第一节 床位数 ... 1
一、PCCM 科床位数 ... 1
二、PCCM 科 ICU 床位数 ... 2
三、PCCM 科 ICU 床位数占 PCCM 科床位数比例 ... 4
四、PCCM 科开放床位数占全院开放床位数比例 ... 6
第二节 治疗质量 ... 7
第三节 患者负担 ... 8
第四节 常见检查技术年度工作量 ... 9
一、肺功能检查量 ... 9
二、多导睡眠监测量 ... 10
三、有创机械通气治疗量 ... 12
四、无创机械通气治疗量 ... 13
五、有创机械通气治疗死亡率 ... 15
六、体外膜氧合治疗量 ... 15

第二章 呼吸专业常见病种及检查技术的医疗质量现状分析 ... 17
第一节 社区获得性肺炎 ... 17
一、住院患者诊治过程关键环节的质量控制情况 ... 17
二、住院患者诊治过程关键结果的质量控制情况 ... 28
第二节 慢性阻塞性肺疾病 ... 31
一、住院患者诊治过程关键环节的质量控制情况 ... 31
二、住院患者诊治过程关键结局的质量控制情况 ... 42
第三节 支气管哮喘 ... 45
第四节 肺血栓栓塞症 ... 59
一、住院患者诊治过程关键环节的质量控制情况 ... 59
二、住院患者诊治过程关键结局的质量控制情况 ... 69

第五节 肺结核 70
第六节 可弯曲支气管镜检查 73
 一、检查关键环节的质量控制情况 73
 二、检查关键结局的质量控制情况 76

第三章 问题分析及工作重点 79
 一、质量控制工作总体问题及工作重点 79
 二、各疾病相关医疗质量问题及工作重点 80

第一章

医院运行管理类指标

第一节 床位数

一、PCCM 科床位数

本次调查的 2015 家医院中，PCCM 科床位数共计 120 856 张，平均床位数为 59.97 张，高于 2021 年的 52.80 张（图 1-1-1）。2022 年全国三级综合医院平均为 76.52 张，高于二级综合医院的 41.69 张；各省（自治区、直辖市）三级综合医院中，湖南最多，西藏最少；二级综合医院中，江西最多，湖南最少，西藏无此项数据（图 1-1-2）。委属委管、三级公立、三级民营、二级公立及二级民营医院平均床位数分别为 110.88、78.32、50.51、44.48 及 42.35 张（图 1-1-3、图 1-1-4）。

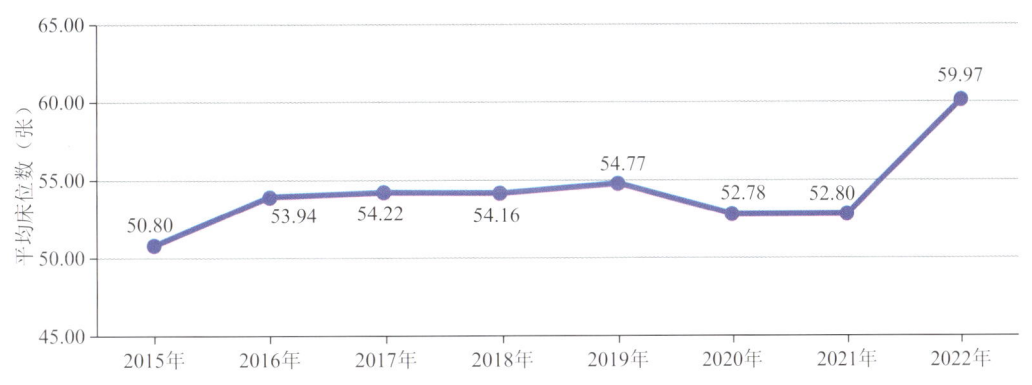

图 1-1-1　2015—2022 年全国医院 PCCM 科平均床位数变化

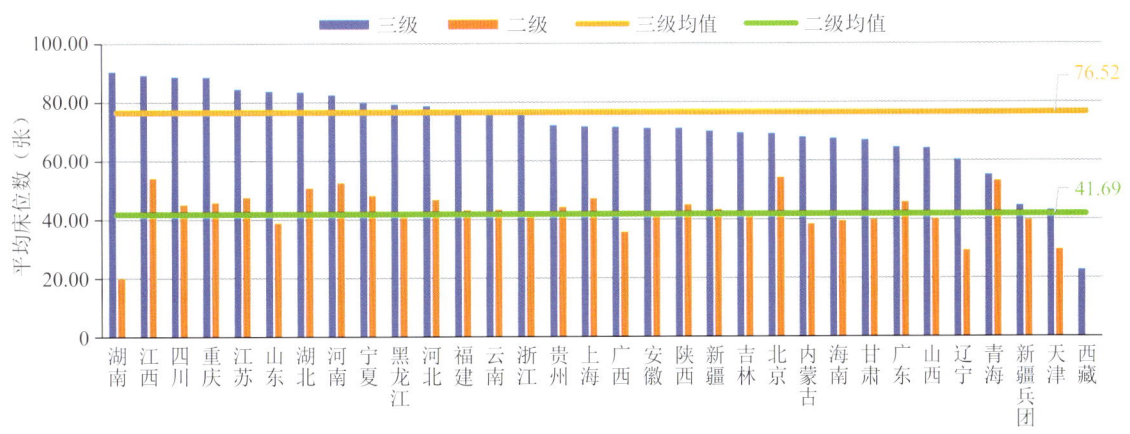

图 1-1-2　2022 年各省（自治区、直辖市）医院 PCCM 科平均床位数

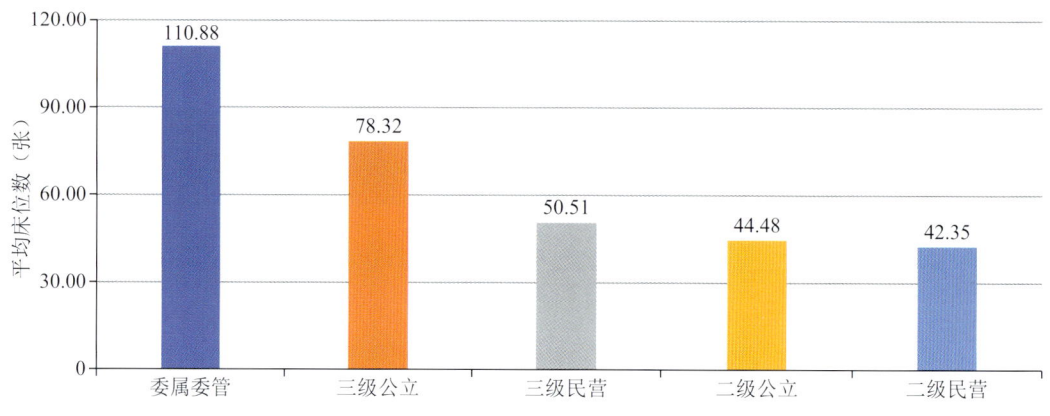

图 1-1-3　2022 年全国各级各类医院 PCCM 科平均床位数

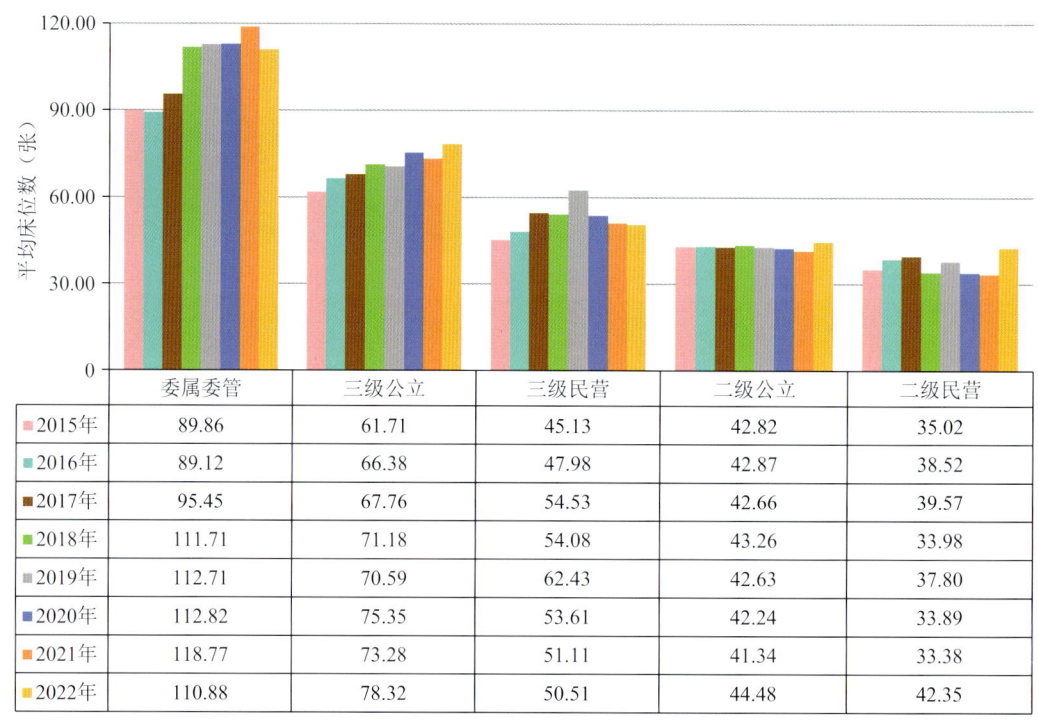

图 1-1-4　2015—2022 年全国各级各类医院 PCCM 科平均床位数变化

二、PCCM 科 ICU 床位数

呼吸系统疾病具有高发病率、高患病率、高死亡率的特点，PCCM 科 ICU 床位数是反映呼吸学科重症救治能力的硬件指标。本次调查的 2015 家医院中有 2008 家填报符合逻辑，其中，有 1416 家（70.51%）设有 PCCM 科 ICU，含委属委管医院 21 家（100%）、三级公立医院 700 家（80.09%）、三级民营医院 61 家（66.30%）、二级公立医院 559 家（63.96%）及二级民营医院 75 家（51.02%）。

2022 年全国医院 PCCM 科 ICU 平均床位数为 6.90 张，高于 2021 年的 6.27 张（图 1-1-5）。各省（自治区、直辖市）及各级各类医院详细情况如图 1-1-6～图 1-1-8 所示。

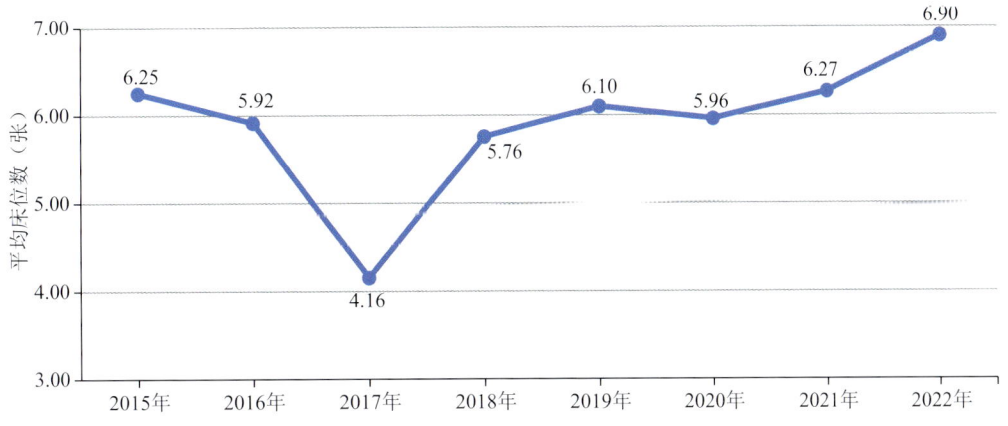

图 1-1-5　2015—2022 年全国医院 PCCM 科 ICU 平均床位数变化

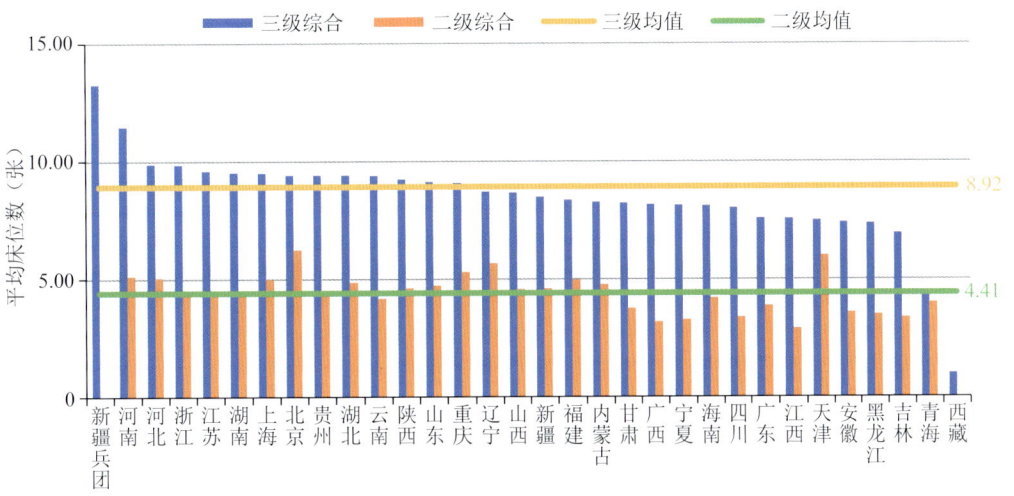

图 1-1-6　2022 年各省（自治区、直辖市）医院 PCCM 科平均 ICU 床位数

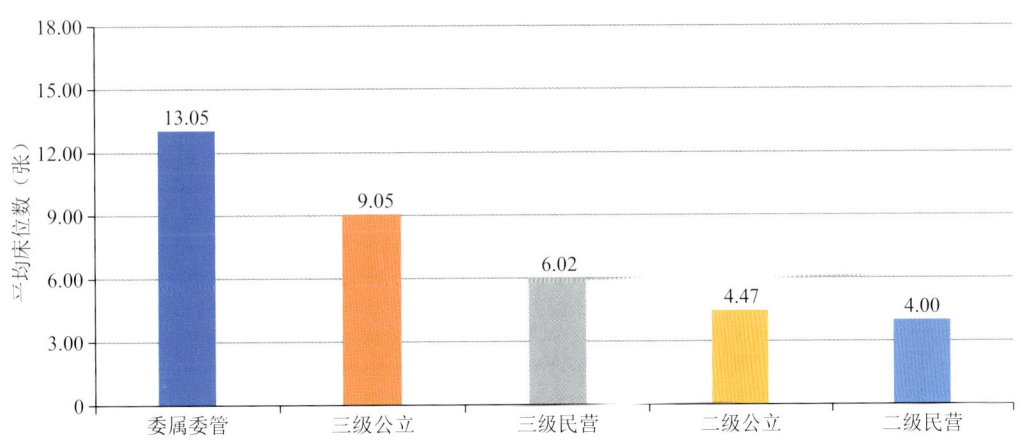

图 1-1-7　2022 年全国各级各类医院 PCCM 科 ICU 平均床位数

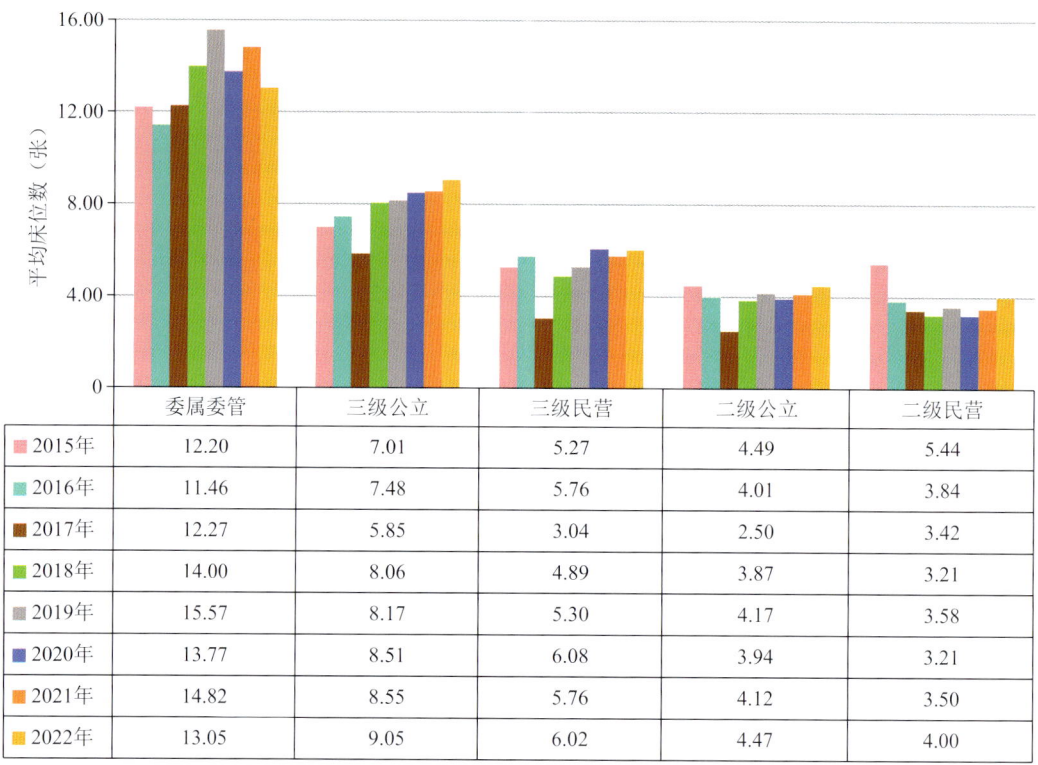

图 1-1-8　2015—2022 年全国各级各类医院 PCCM 科 ICU 平均床位数变化

三、PCCM 科 ICU 床位数占 PCCM 科床位数比例

PCCM 科 ICU 床位数占 PCCM 科床位数比例是反映科室救治能力的基础指标。本次调查的 2015 家医院中有 1416 家医院上报的数据符合逻辑校验。2022 年全国医院 PCCM 科 ICU 床位数占 PCCM 科床位数的比例为 10.46%，高于 2021 年的 10.12%（图 1-1-9）。其中，三级综合医院为 10.93%，高于二级综合医院的 9.44%（图 1-1-10）。委属委管医院的比例为 11.04%，低于 2021 年的 12.48%；三级公立医院的比例为 10.90%（图 1-1-11、图 1-1-12）。三级综合医院是收治呼吸危重症患者的主力。

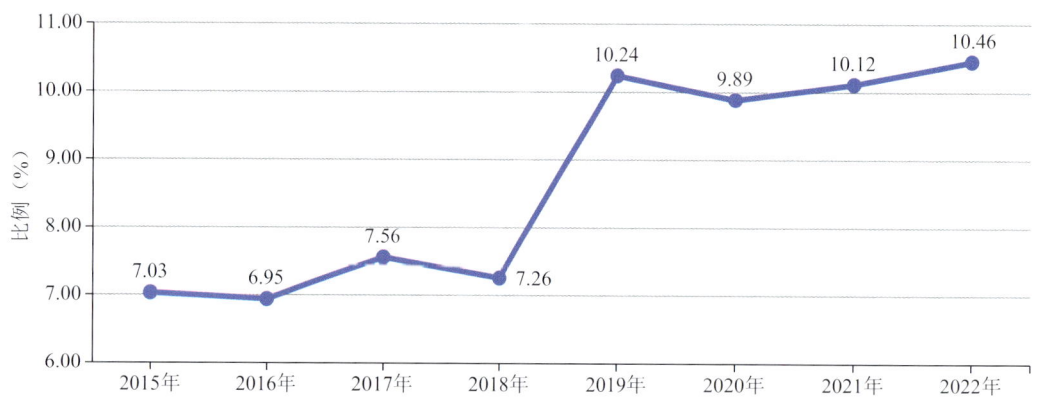

图 1-1-9　2015—2022 年全国医院 PCCM 科 ICU 床位数占 PCCM 科床位数的比例变化

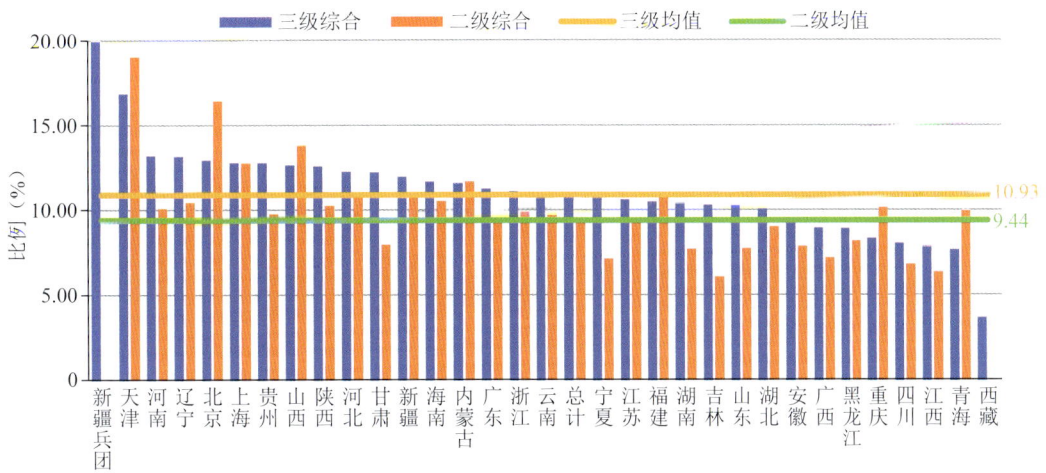

图 1-1-10 2022 年各省（自治区、直辖市）医院 PCCM 科 ICU 床位数占 PCCM 科床位数的比例

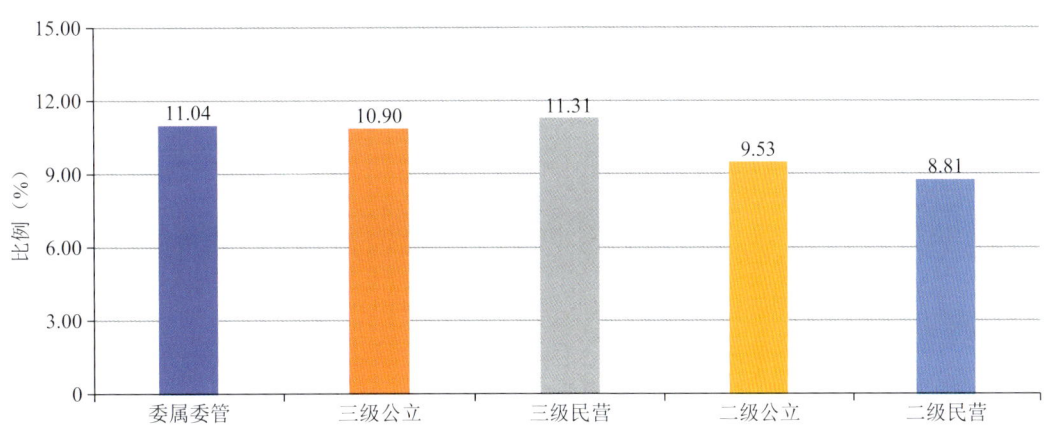

图 1-1-11 2022 年全国各级各类医院 PCCM 科 ICU 床位数占 PCCM 科床位数的比例

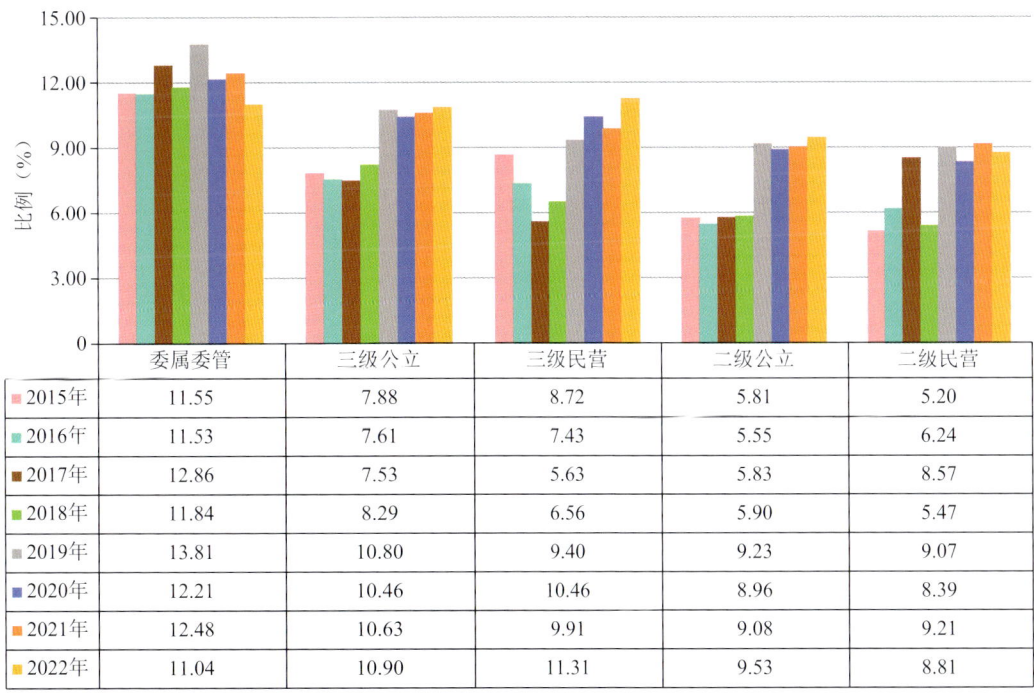

	委属委管	三级公立	三级民营	二级公立	二级民营
2015年	11.55	7.88	8.72	5.81	5.20
2016年	11.53	7.61	7.43	5.55	6.24
2017年	12.86	7.53	5.63	5.83	8.57
2018年	11.84	8.29	6.56	5.90	5.47
2019年	13.81	10.80	9.40	9.23	9.07
2020年	12.21	10.46	10.46	8.96	8.39
2021年	12.48	10.63	9.91	9.08	9.21
2022年	11.04	10.90	11.31	9.53	8.81

图 1-1-12 2015—2022 年全国各级各类医院 PCCM 科 ICU 床位数占 PCCM 科床位数的比例变化

四、PCCM 科开放床位数占全院开放床位数比例

本次调查的 2015 家医院中有 1993 家医院上报该数据且符合逻辑校验。2022 年全国 PCCM 科开放床位数占全院开放床位数的比例为 2.65%。其中，三级综合医院为 3.03%，高于二级综合医院的 2.83%（图 1-1-13）。2022 年全国各级各类医院 PCCM 科开放床位数占全院开放床位数的比例情况如图 1-1-14 所示。

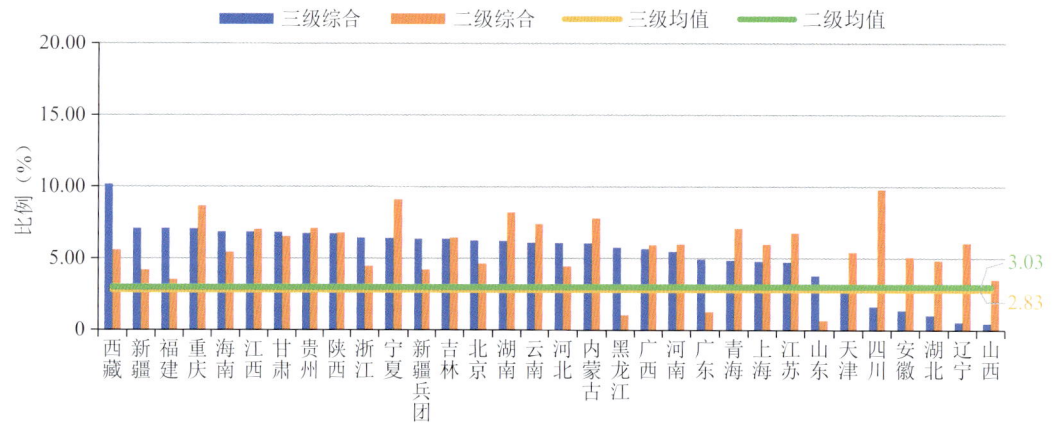

图 1-1-13　2022 年各省（自治区、直辖市）医院 PCCM 科开放床位数占全院开放床位数的比例

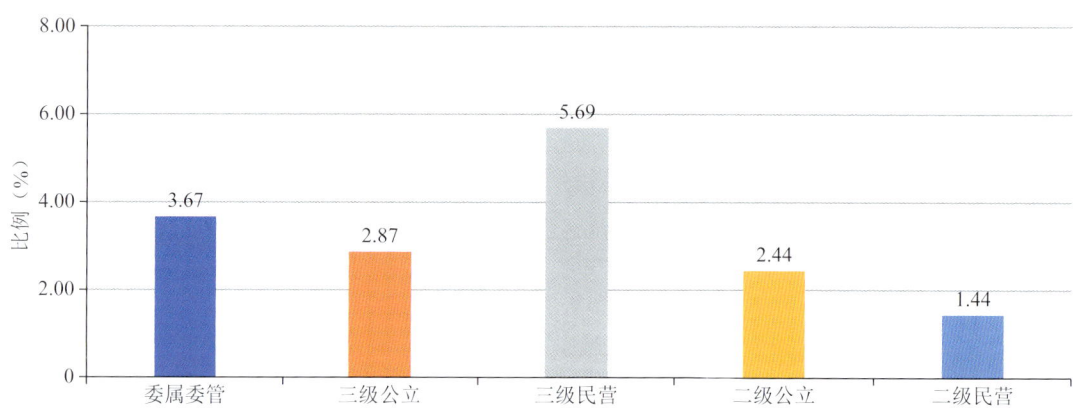

图 1-1-14　2022 年全国各级各类医院 PCCM 科开放床位数占全院开放床位数的比例

第二节 治疗质量

本节主要分析 PCCM 科 ICU 平均住院日。在本次调查的有 PCCM 科 ICU 的 1416 家医院中，共有 1081 家医院上报该数据且符合逻辑校验。2022 年全国医院 PCCM 科 ICU 平均住院日为 10.27 天，其中，三级综合医院为 11.38 天，二级综合医院为 9.77 天（图 1-2-1）。2022 年全国各级各类医院 PCCM 科 ICU 平均住院日情况如图 1-2-2 所示。

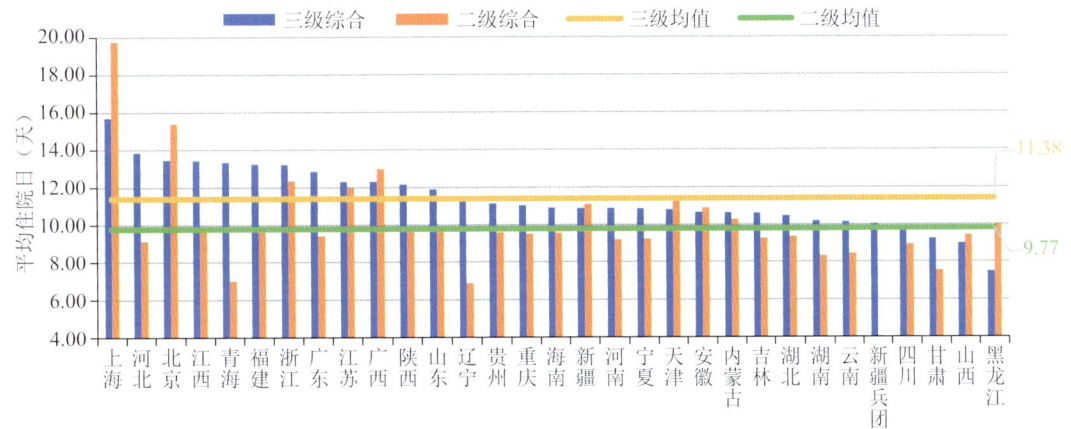

图 1-2-1　2022 年各省（自治区、直辖市）医院 PCCM 科 ICU 平均住院日

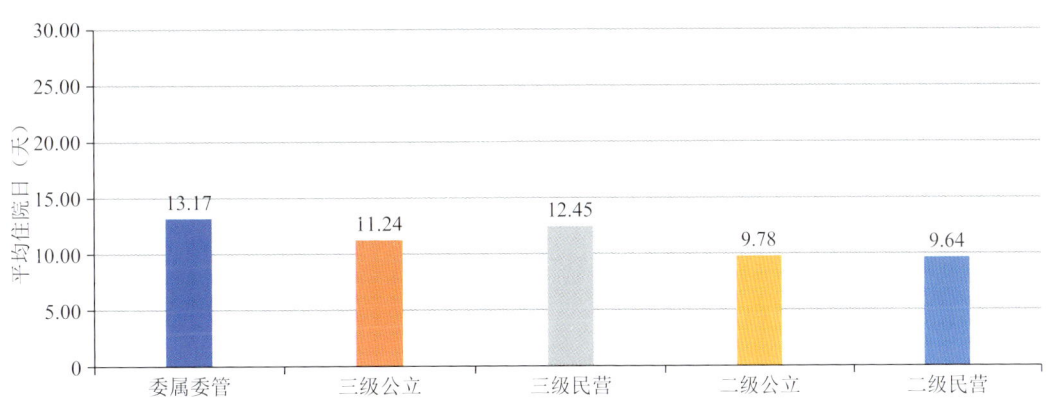

图 1-2-2　2022 年全国各级各类医院 PCCM 科 ICU 平均住院日

第三节　患者负担

2022年全国医院PCCM科患者门诊次均费用为256.19元,其中,三级综合医院为296.12元,高于二级综合医院的216.43元,全国各区域之间差别不大(图1-3-1)。2022年全国各级各类医院PCCM科患者门诊次均费用情况如图1-3-2所示。

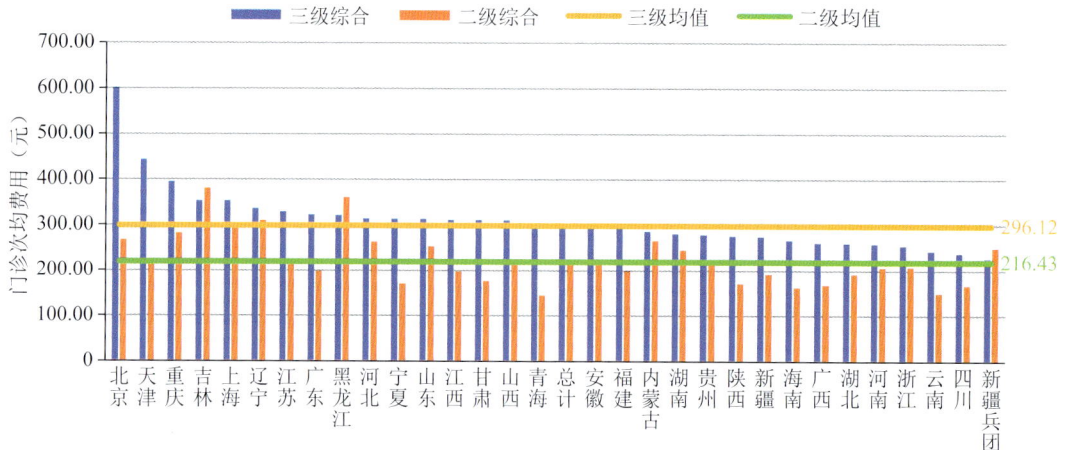

图1-3-1　2022年各省(自治区、直辖市)医院PCCM科患者门诊次均费用

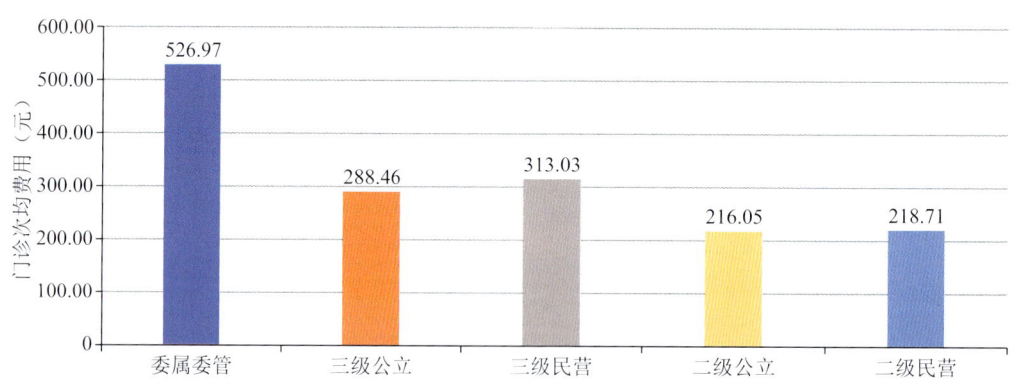

图1-3-2　2022年全国各级各类医院PCCM科患者门诊次均费用

第四节 常见检查技术年度工作量

一、肺功能检查量

本次调查的 2015 家医院中有 1980 家医院上报该数据且符合逻辑校验。2022 年全国医院肺功能检查量为 5 277 440 例次，院均 2665.37 例次，高于 2021 年的 2544.69 例次（图 1-4-1）。其中，三级综合医院院均 4454.77 例次，高于二级综合医院的 890.38 例次（图 1-4-2）；委属委管医院（20 506.88 例次）明显高于其他类型医院（图 1-4-3）。

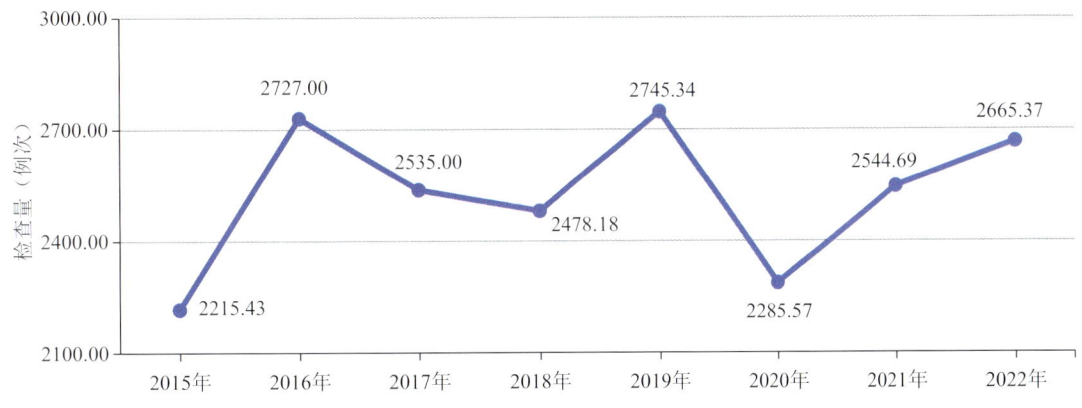

图 1-4-1　2015—2022 年全国医院院均肺功能检查量变化

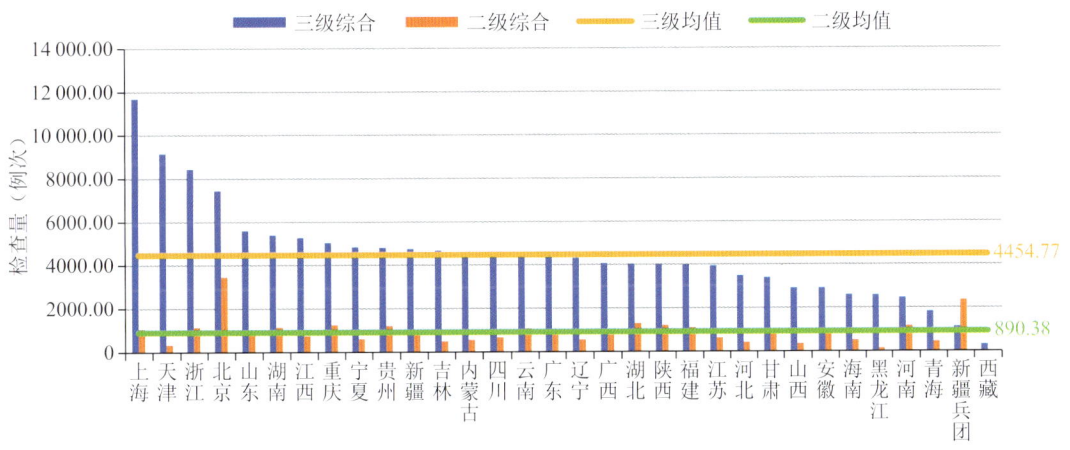

图 1-4-2　2022 年各省（自治区、直辖市）医院院均肺功能检查量

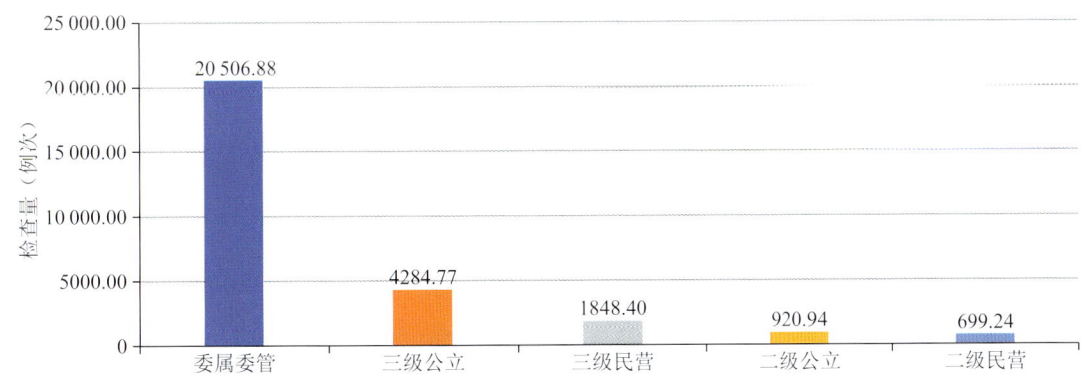

图 1-4-3　2022 年全国各级各类医院院均肺功能检查量

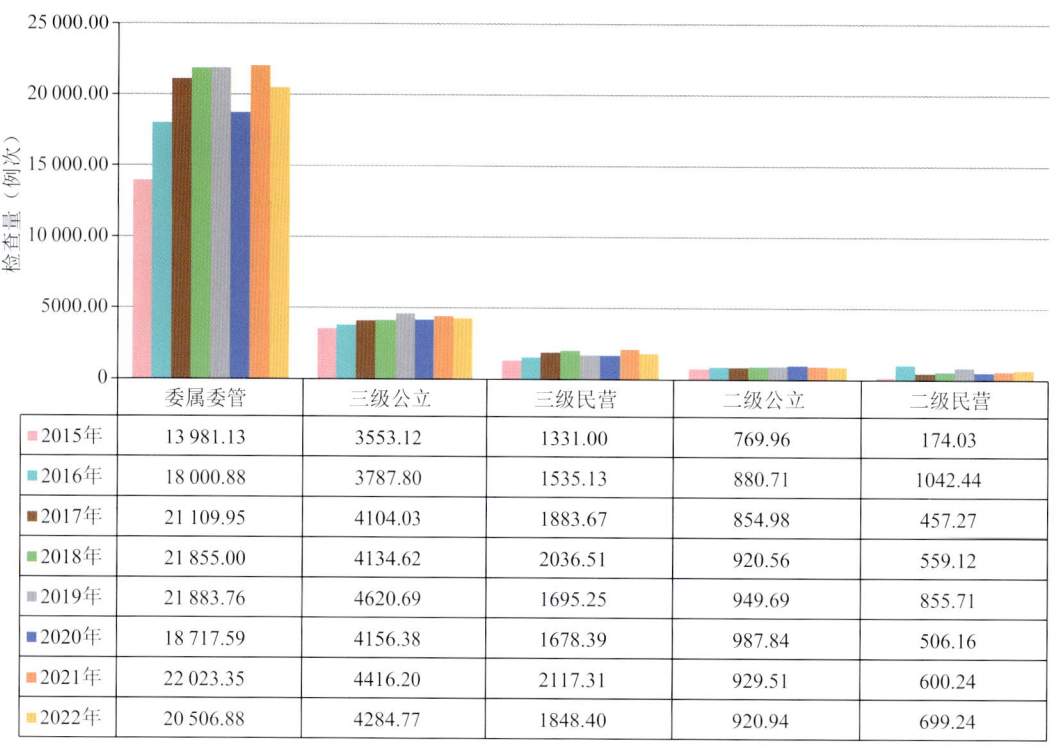

图1-4-4　2015—2022年全国各级各类医院院均肺功能检查量变化

二、多导睡眠监测量

本次调查的2015家医院中有1712家医院上报该数据且符合逻辑校验。2022年全国医院多导睡眠监测量为275 534例次，院均161.94例次，高于2021年的160.27例次（图1-4-5）。其中，三级综合医院院均248.27例次，高于二级综合医院（63.56例次）（图1-4-6）；三级综合医院中，委属委管医院（955.09例次）明显高于三级公立医院（239.06例次）及三级民营医院（130.37例次）（图1-4-7、图1-4-8）。

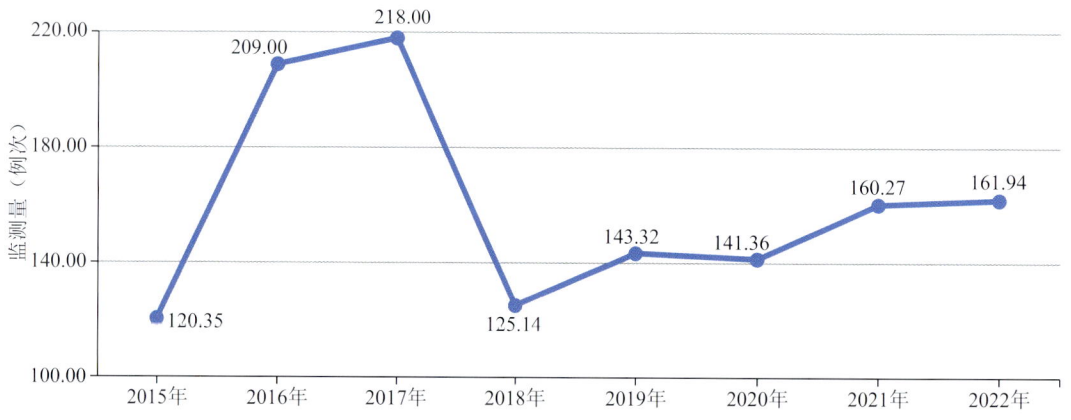

图1-4-5　2015—2022年全国医院院均多导睡眠监测量变化

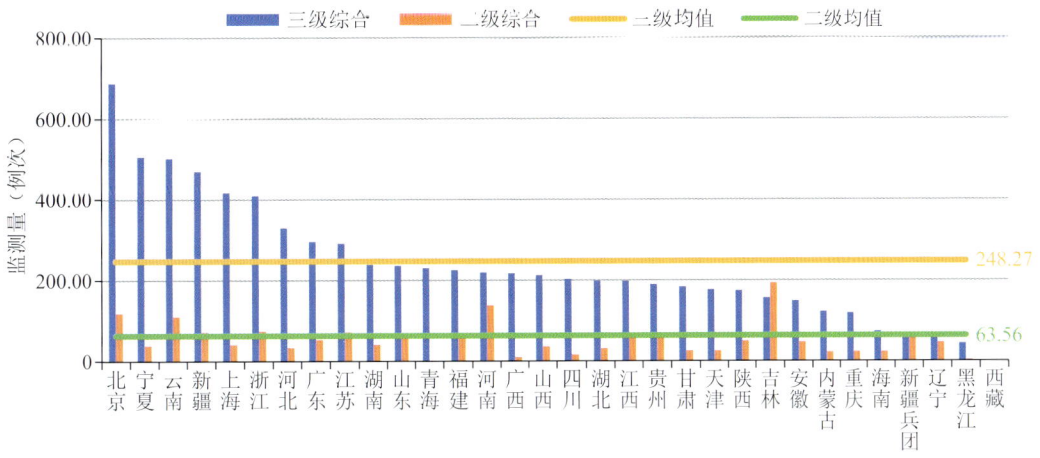

图 1-4-6　2022 年各省（自治区、直辖市）医院院均多导睡眠监测量

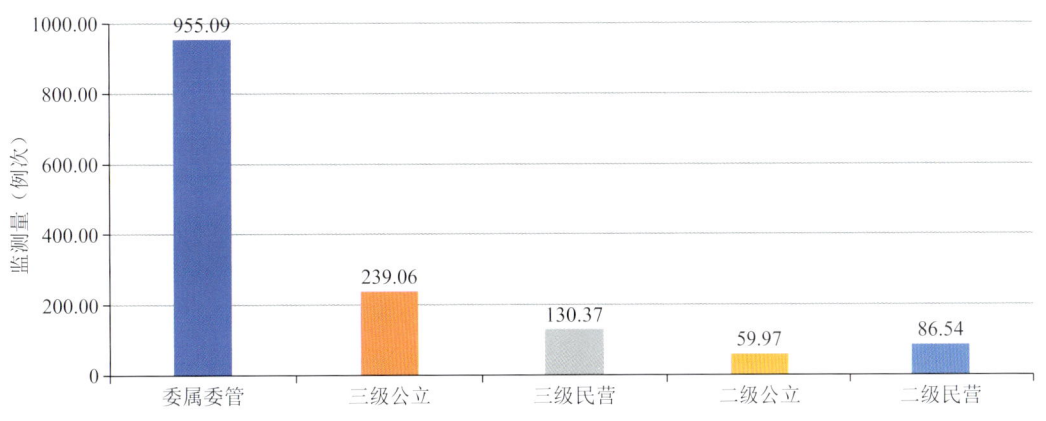

图 1-4-7　2022 年全国各级各类医院院均多导睡眠监测量

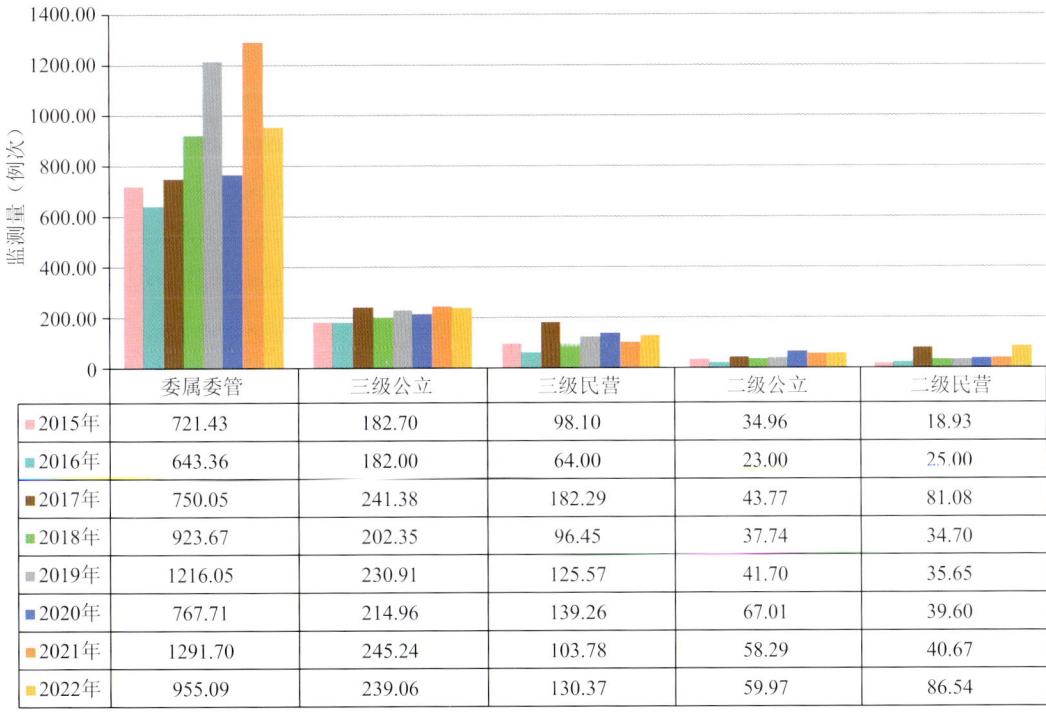

图 1-4-8　2015—2022 年全国各级各类医院院均多导睡眠监测量变化

三、有创机械通气治疗量

本次调查的 2015 家医院中有 1798 家医院上报该数据且符合逻辑校验。2022 年全国医院有创机械通气治疗量为 72 566 例次，院均 40.36 例次，低于 2021 年的 40.37 例次（图 1-4-9）。其中，委属委管医院院均 203.00 例次，明显高于三级综合医院（65.24 例次）和二级综合医院（14.76 例次）（图 1-4-10～图 1-4-12），说明委属委管医院就诊的呼吸疾病患者的疾病疑难复杂程度仍在进一步升高。

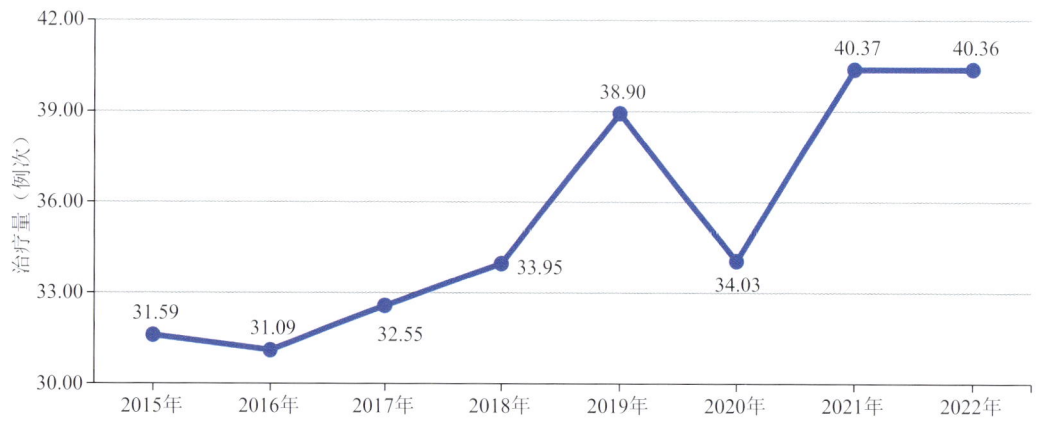

图 1-4-9　2015—2022 年全国医院院均有创机械通气治疗量变化

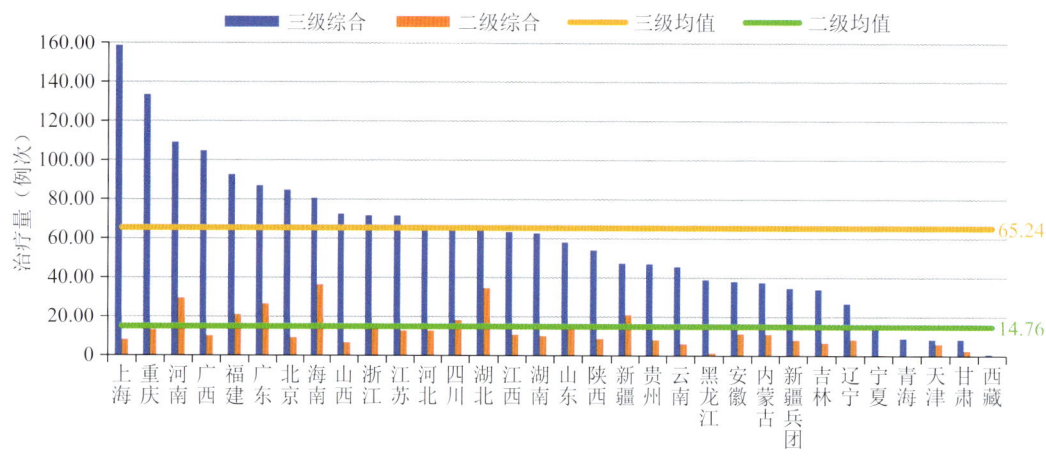

图 1-4-10　2022 年各省（自治区、直辖市）医院院均有创机械通气治疗量

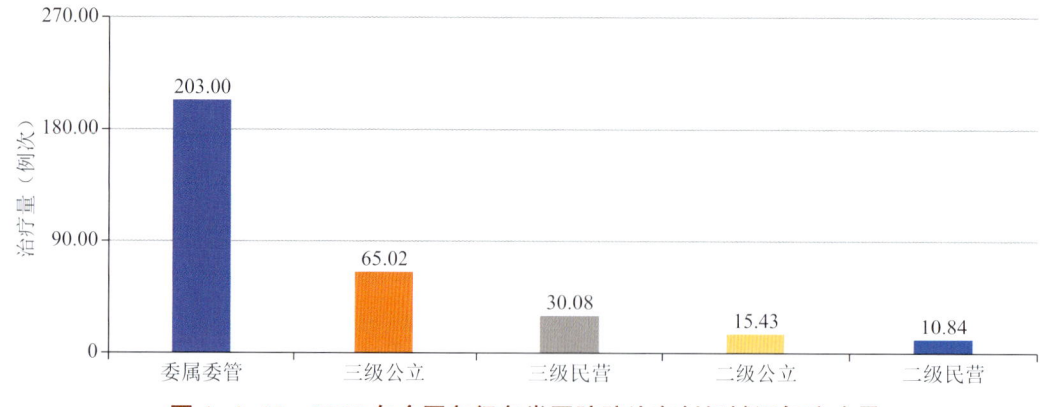

图 1-4-11　2022 年全国各级各类医院院均有创机械通气治疗量

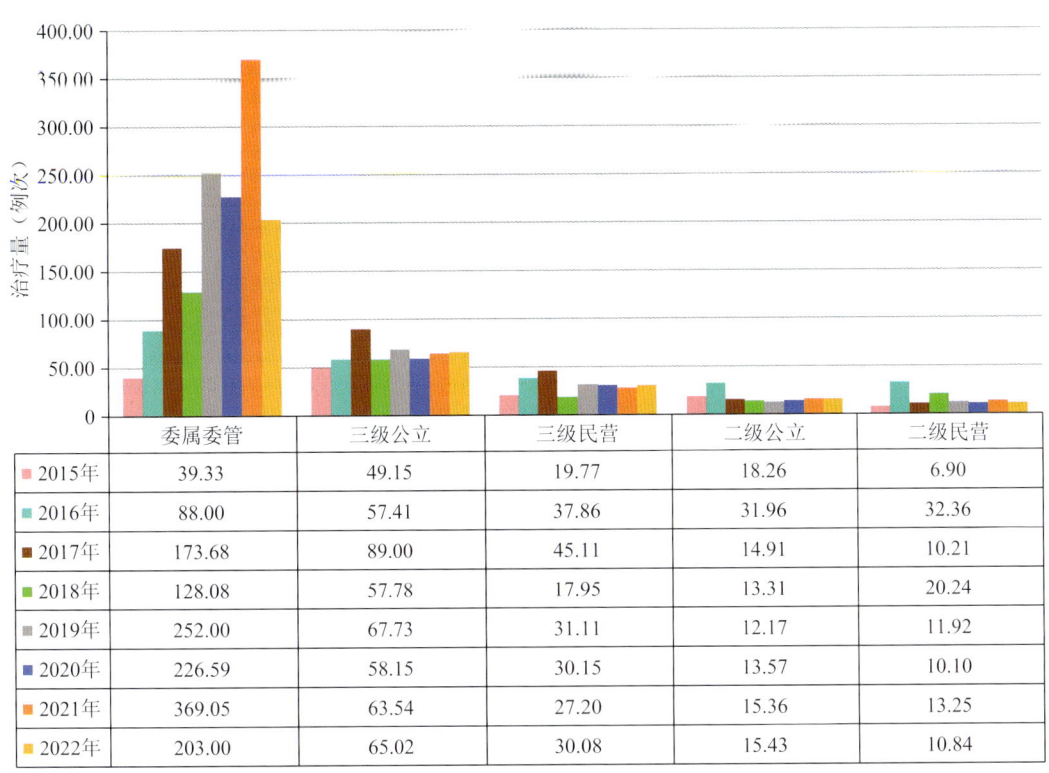

图1-4-12　2015—2022年全国各级各类医院院均有创机械通气治疗量变化

四、无创机械通气治疗量

本次调查的2015家医院中有1987家医院上报该数据且符合逻辑校验。2022年全国医院无创机械通气治疗量为364 414例次，院均183.40例次，高于2021年的171.03例次（图1-4-13）。其中，三级综合医院院均243.20例次，高于二级综合医院（118.55例次）（图1-4-14）。委属委管医院院均无创机械通气治疗量在连续5年增加后于2022年回落（图1-4-15、图1-4-16）。

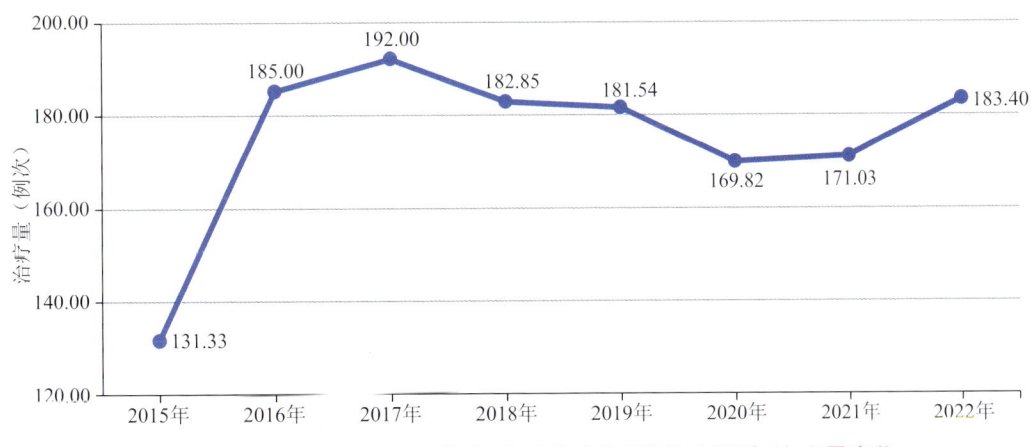

图1-4-13　2015—2022年全国医院院均无创机械通气治疗量变化

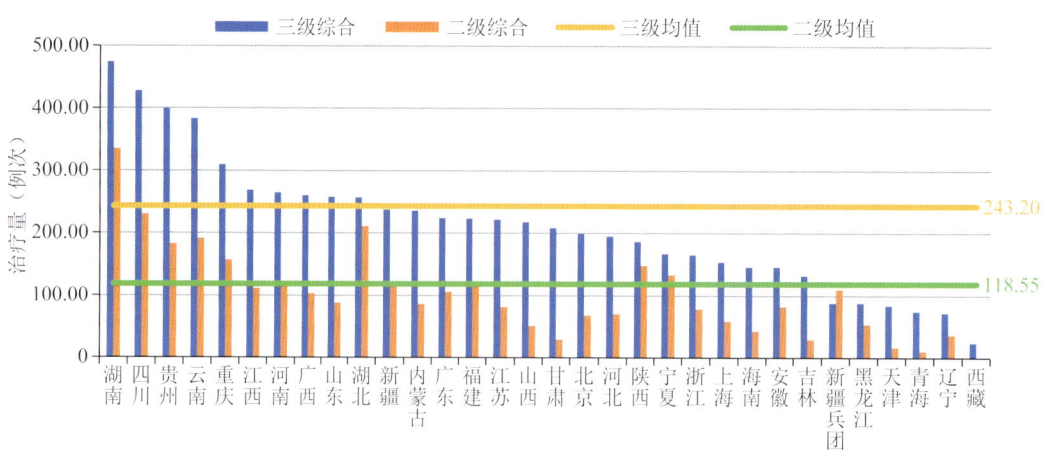

图 1-4-14　2022年各省（自治区、直辖市）医院院均无创机械通气治疗量

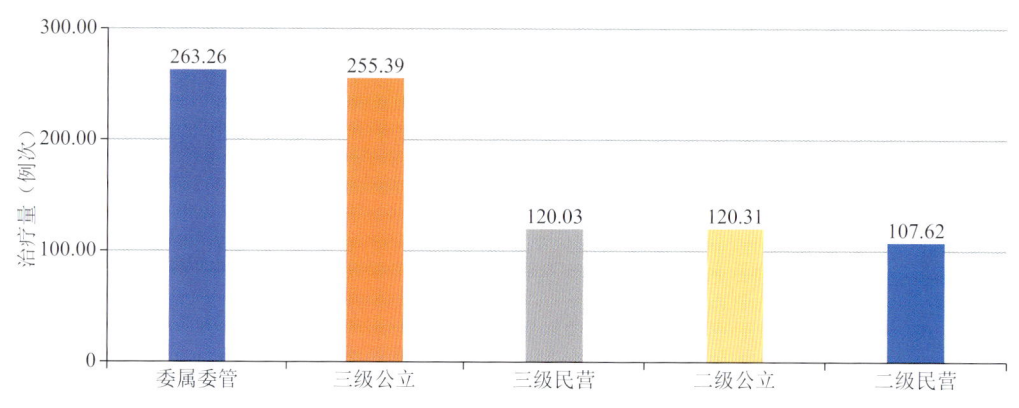

图 1-4-15　2022年全国各级各类医院院均无创机械通气治疗量

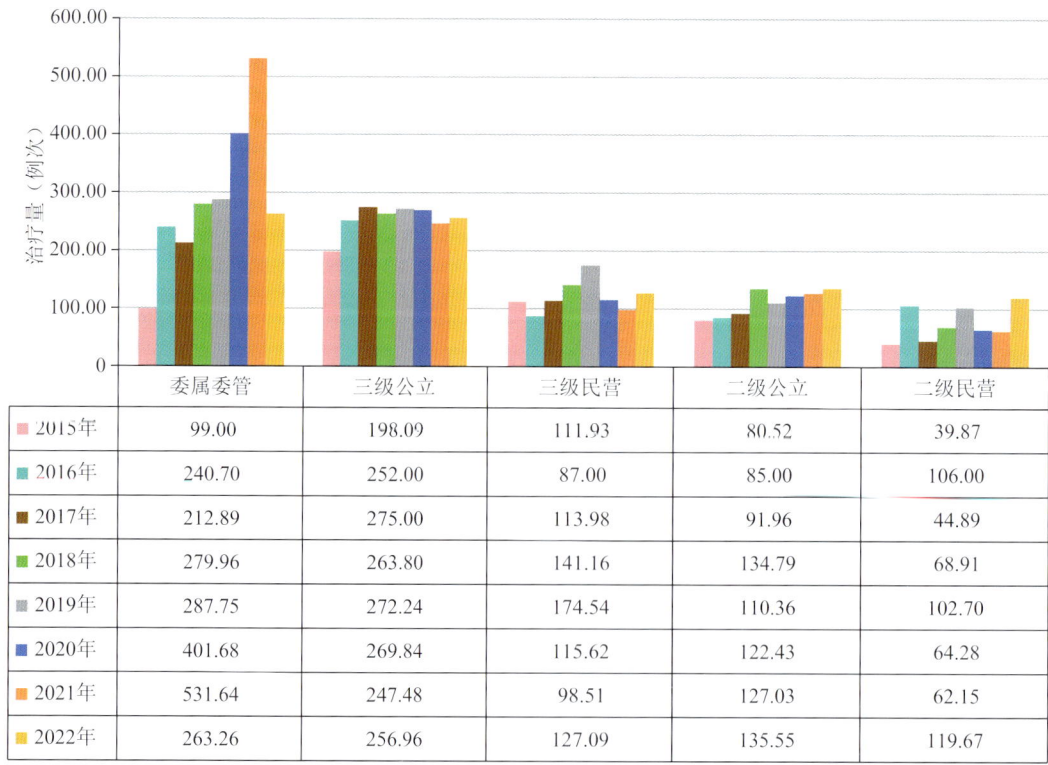

	委属委管	三级公立	三级民营	二级公立	二级民营
2015年	99.00	198.09	111.93	80.52	39.87
2016年	240.70	252.00	87.00	85.00	106.00
2017年	212.89	275.00	113.98	91.96	44.89
2018年	279.96	263.80	141.16	134.79	68.91
2019年	287.75	272.24	174.54	110.36	102.70
2020年	401.68	269.84	115.62	122.43	64.28
2021年	531.64	247.48	98.51	127.03	62.15
2022年	263.26	256.96	127.09	135.55	119.67

图 1-4-16　2015—2022年全国各级各类医院院均无创机械通气治疗量变化

五、有创机械通气治疗死亡率

本次调查的2015家医院中有1353家医院上报该数据且符合逻辑校验。2022年全国医院有创机械通气治疗死亡率为15.09%；其中，三级综合医院为15.28%，低于二级综合医院（15.93%）（图1-4-17、图1-4-18）。

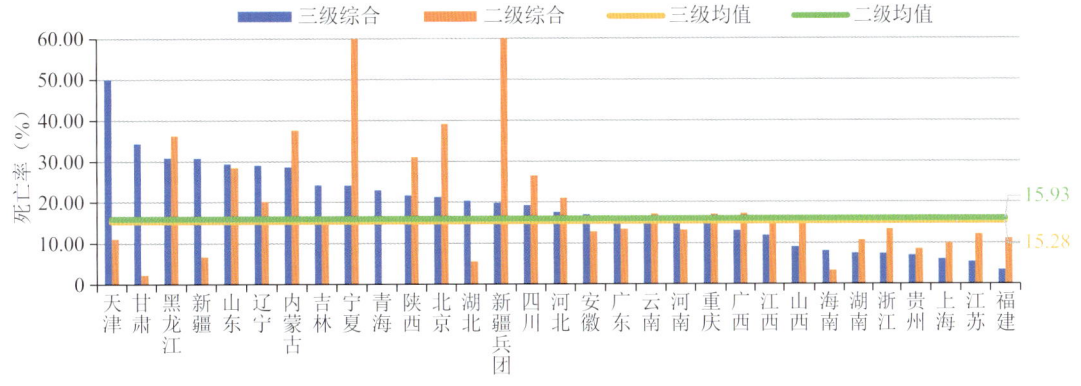

图1-4-17　2022年各省（自治区、直辖市）医院有创机械通气治疗死亡率

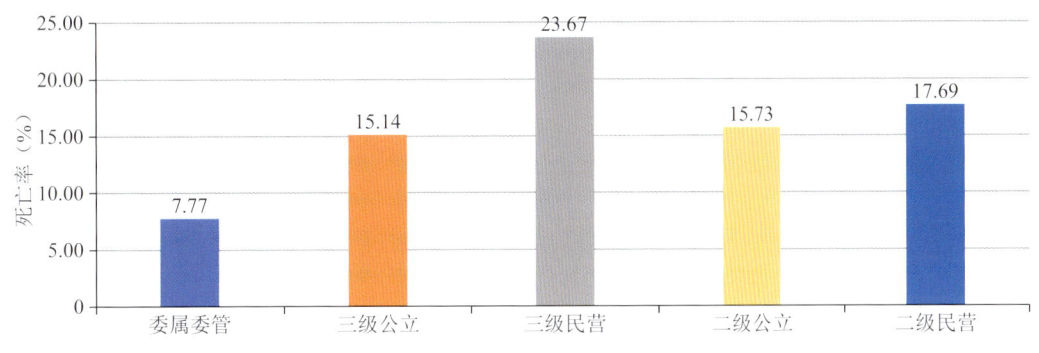

图1-4-18　2022年全国各级各类医院有创机械通气治疗死亡率

六、体外膜氧合治疗量

本次调查的2015家医院中有113家医院进行过体外膜氧合（extracorporeal membrane oxygenation，ECMO）治疗。2022年全国医院ECMO治疗量为445例次，院均3.94例次，较2021年的5.81例次下降；其中，委属委管医院ECMO治疗量为63例次，三级公立医院为364例次，三级民营医院为7例次，二级公立医院为11例次，二级民营医院未开展（图1-4-19、图1-4-20）。2022年三级民营医院的ECMO治疗量较2021年明显增多（2021年2例次），提示民营医院治疗危重症的能力有所提高。

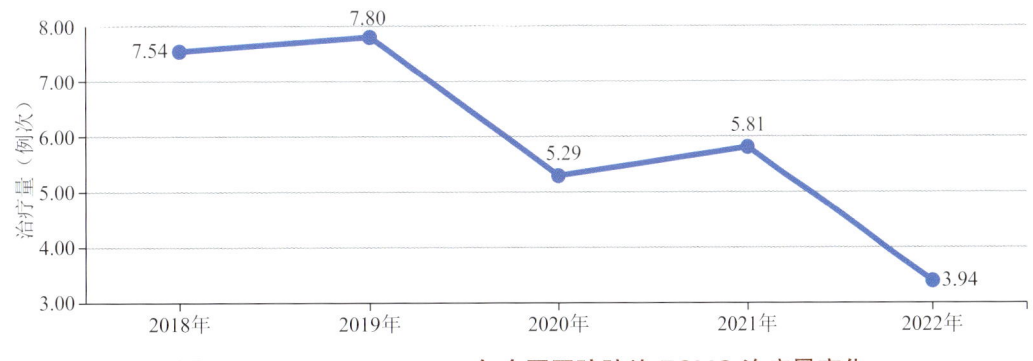

图1-4-19　2018—2022年全国医院院均ECMO治疗量变化

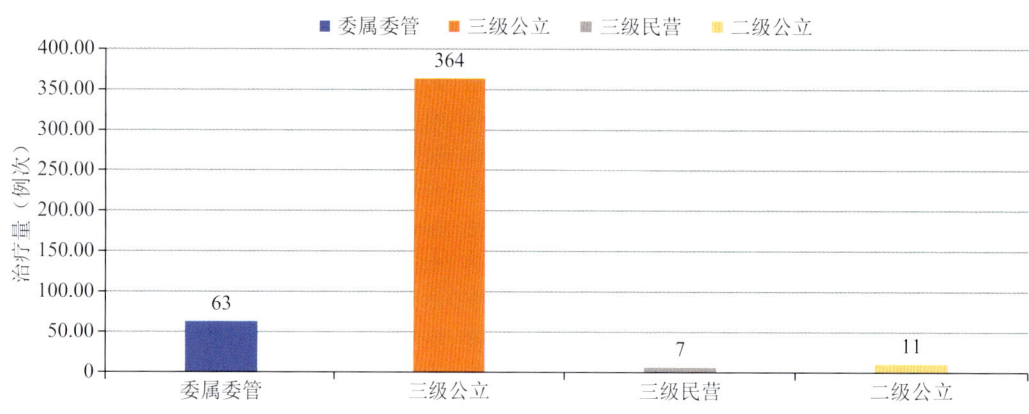

图 1-4-20　2022 年全国各级各类医院 ECMO 治疗量

第二章 呼吸专业常见病种及检查技术的医疗质量现状分析

第一节 社区获得性肺炎

一、住院患者诊治过程关键环节的质量控制情况

1. 住院患者数量

本次调查的 2015 家医院中共有 1426 家医院完整上报了社区获得性肺炎（CAP）相关指标数据。2022 年纳入分析的全国 CAP 住院患者共计 695 335 例，院均 487.61 例，高于 2021 年的 462.29 例（表 2-1-1、图 2-1-1）。其中，三级综合医院均值为 590.87 例，高于二级综合医院的 373.37 例（表 2-1-1、图 2-1-2）。2015—2022 年全国各级各类医院院均 CAP 住院患者数量如图 2-1-3 及图 2-1-4 所示。

表 2-1-1　2022 年全国各级各类医院上报 CAP 住院患者数量情况

医院级别	医院数（家）	住院患者总数（例）	院均住院患者数量（例）
全国	1426	695 335	487.61
三级综合	749	44 2564	590.87
委属委管	18	18 438	1024.33
三级公立	667	402 679	603.72
三级民营	64	21 447	335.11
二级综合	677	252 771	373.37
二级公立	593	227 601	383.81
二级民营	84	25 170	299.64

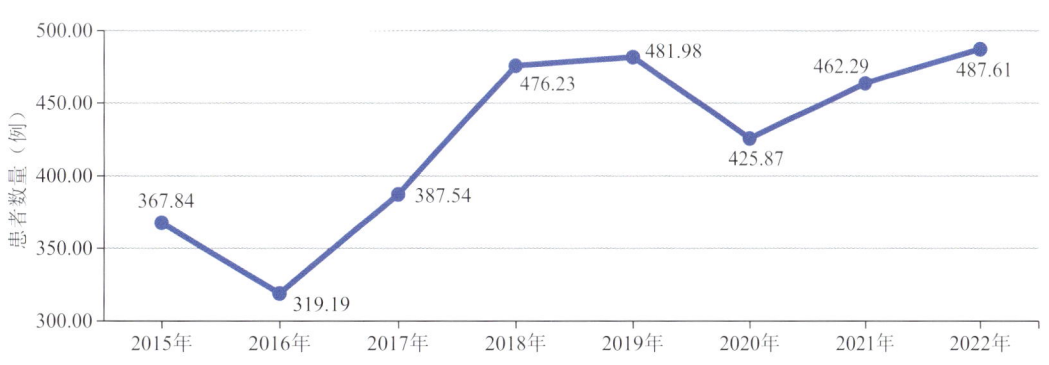

图 2-1-1　2015—2022 年全国医院院均 CAP 住院患者数量变化

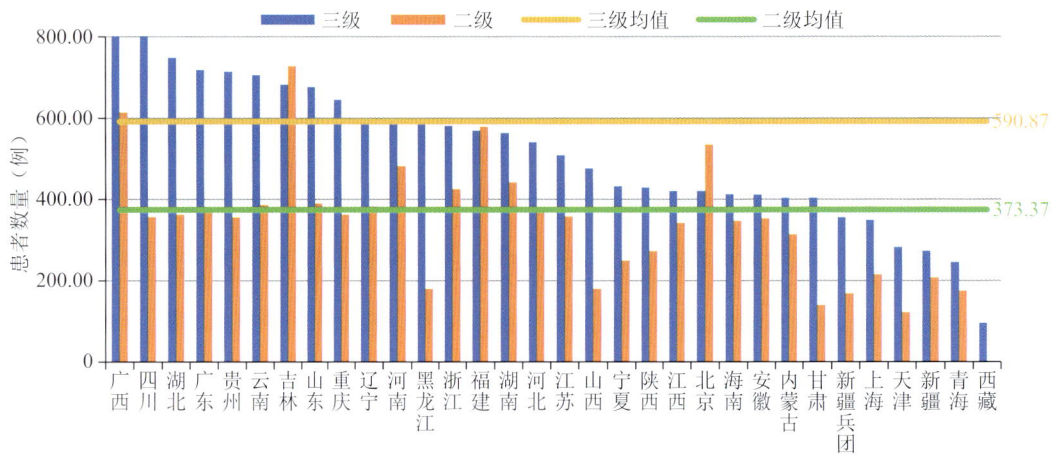

图 2-1-2 2022年各省（自治区、直辖市）医院院均CAP住院患者数量

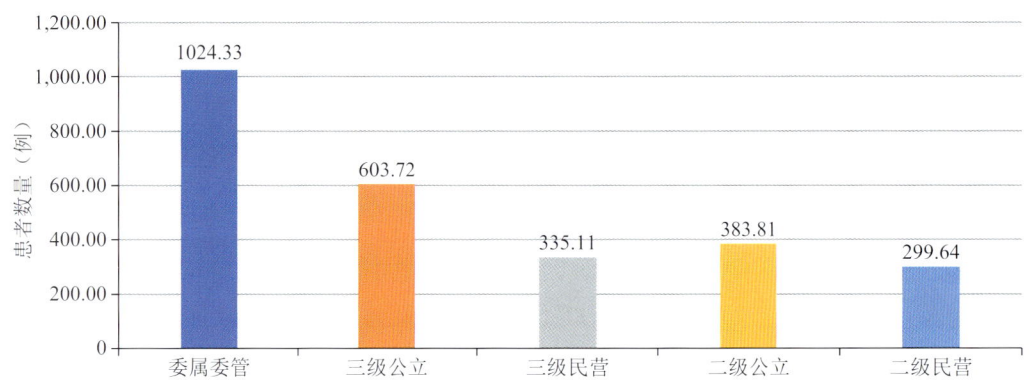

图 2-1-3 2022年全国各级各类医院院均CAP住院患者数量

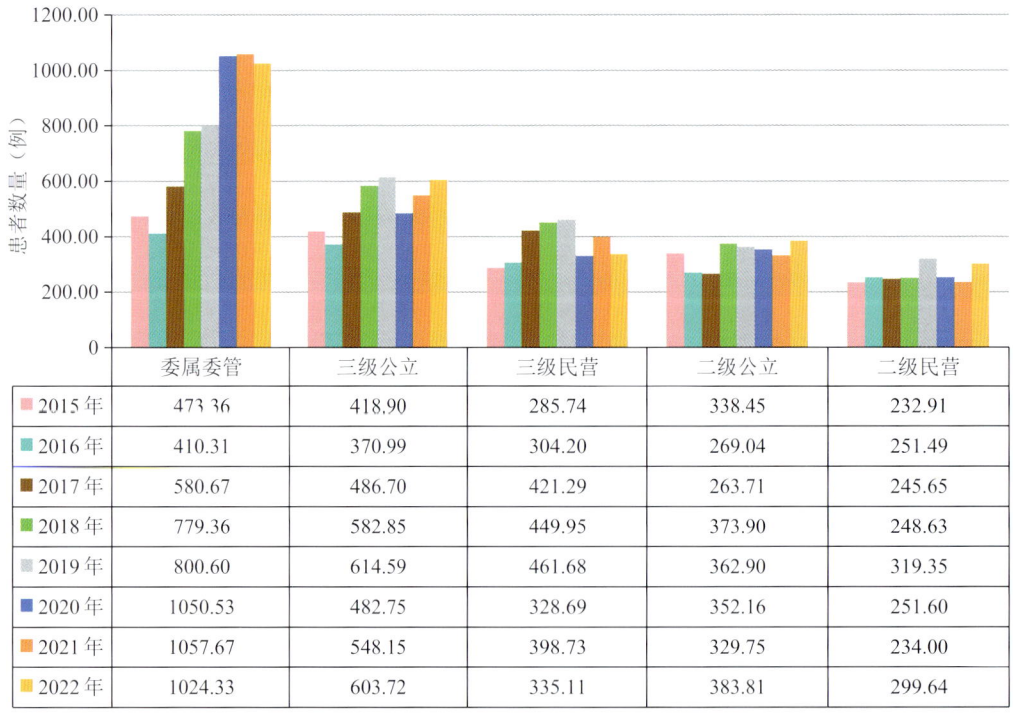

	委属委管	三级公立	三级民营	二级公立	二级民营
2015年	473.36	418.90	285.74	338.45	232.91
2016年	410.31	370.99	304.20	269.04	251.49
2017年	580.67	486.70	421.29	263.71	245.65
2018年	779.36	582.85	449.95	373.90	248.63
2019年	800.60	614.59	461.68	362.90	319.35
2020年	1050.53	482.75	328.69	352.16	251.60
2021年	1057.67	548.15	398.73	329.75	234.00
2022年	1024.33	603.72	335.11	383.81	299.64

图 2-1-4 2015—2022年全国各级各类医院院均CAP住院患者数量变化

2. 住院患者进行CAP严重程度评估的比例

2022年全国医院CAP住院患者进行CAP严重程度评估的比例为82.73%，低于2021年的87.78%（图2-1-5）。三级综合医院的均值为84.55%，较2021年的88.47%下降；其中，委属委管医院的比例为81.93%，三级公立医院的比例为84.72%，三级民营医院的比例为83.94%（低于2021年的92.82%）；二级综合医院的均值为79.52%，低于2021年的85.74%；其中，二级公立医院的比例为79.54%，二级民营医院的比例为79.36%；各省（自治区、直辖市）中，贵州、黑龙江、重庆、四川、内蒙古、广东、西藏、河南、广西、安徽、湖南、海南、天津、吉林、新疆及福建的三级综合医院均值低于全国平均水平，广西、浙江、河南、福建、黑龙江、安徽、湖南、江苏、河北、新疆、辽宁、湖北、吉林、甘肃及重庆的二级综合医院均值低于全国平均水平（图2-1-6～图2-1-8）。

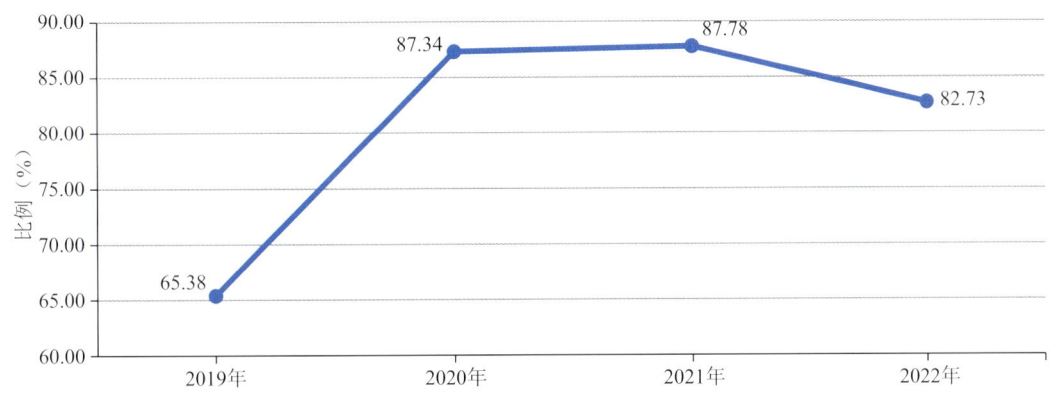

图2-1-5 2019—2022年全国医院CAP住院患者进行CAP严重程度评估的比例变化

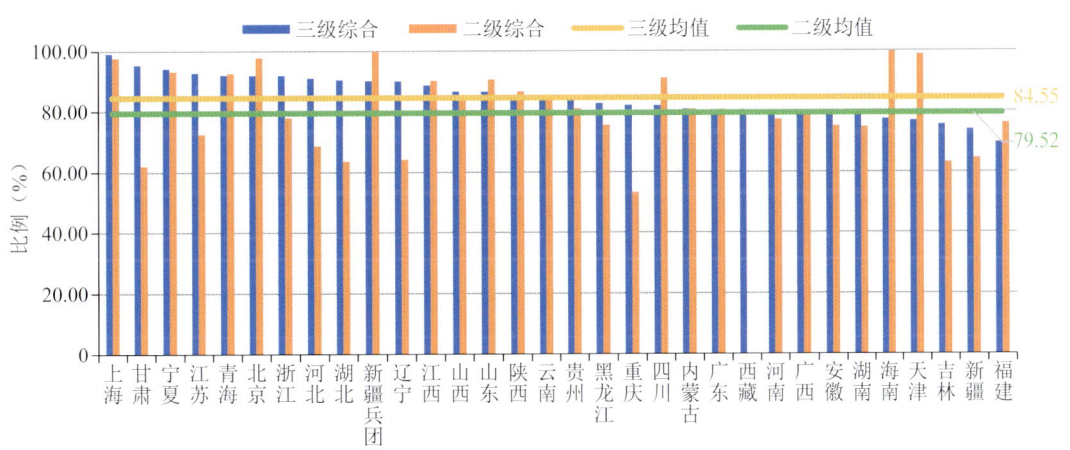

图2-1-6 2022年各省（自治区、直辖市）医院CAP住院患者进行CAP严重程度评估的比例

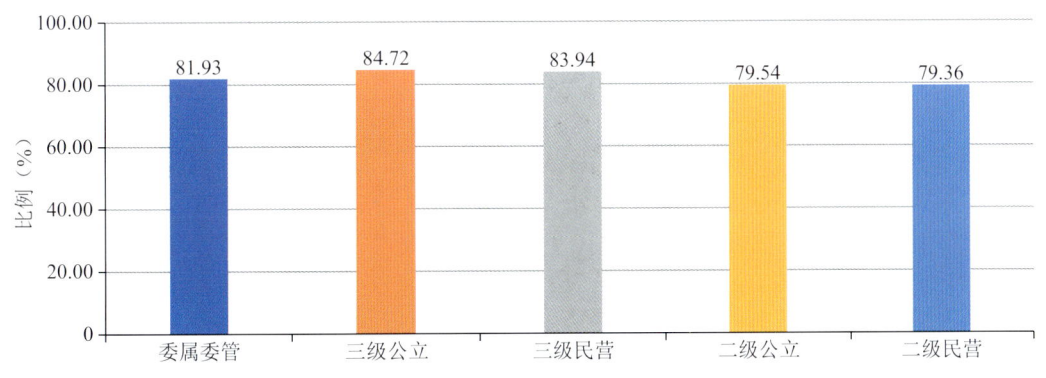

图2-1-7 2022年全国各级各类医院CAP住院患者进行CAP严重程度评估的比例

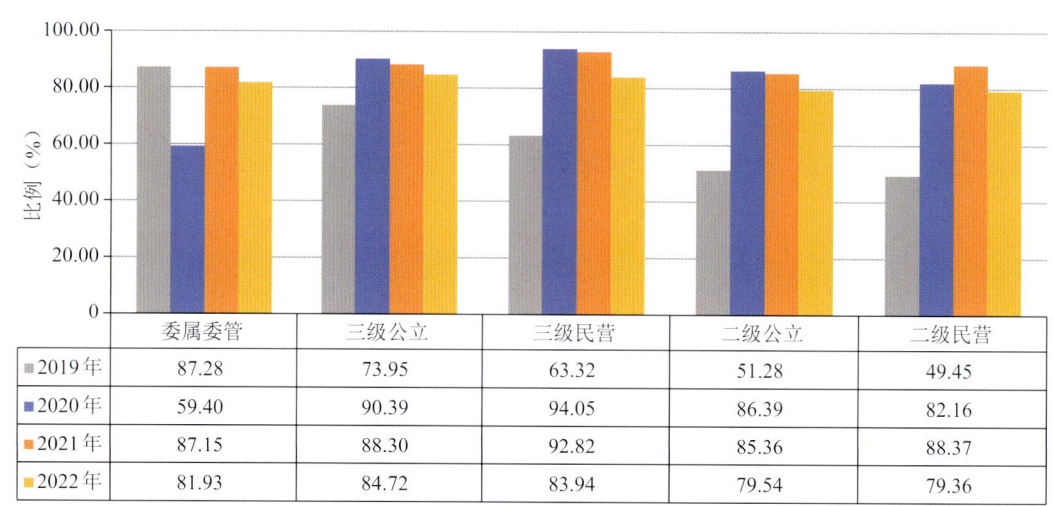

图 2-1-8　2019—2022 年全国各级各类医院 CAP 住院患者进行 CAP 严重程度评估的比例变化

3. 低危 CAP 患者住院比例

2022 年全国医院 CAP 住院患者中低危 CAP 患者住院比例为 43.12%，高于 2021 年的 40.65%（图 2-1-9）。其中，三级综合医院的均值为 41.10%，二级综合医院的均值为 46.66%；各省（自治区、直辖市）中，山东、云南、新疆、陕西、贵州、湖南、江苏、宁夏、安徽、广东、江西、新疆兵团、内蒙古、重庆、辽宁、吉林、青海、黑龙江及天津的三级综合医院均值低于全国平均水平，山东、浙江、河北、湖南、天津、上海、新疆兵团、江苏、重庆、新疆、吉林、辽宁、甘肃、湖北及北京的二级综合医院均值低于全国平均水平（图 2-1-10）。三级综合医院中，委属委管医院的比例最低（28.74%），三级公立医院的比例为 41.63%，三级民营医院的比例为 41.89%；二级综合医院中，二级公立医院的比例为 46.30%，二级民营医院的比例为 49.90%（图 2-1-11）。

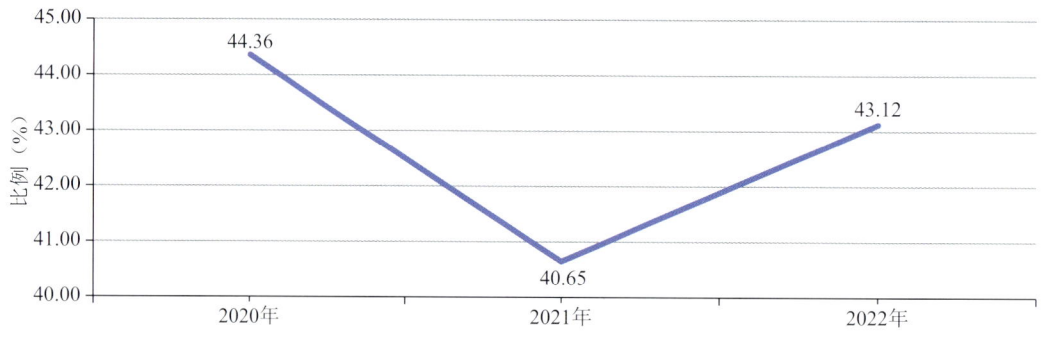

图 2-1-9　2020—2022 年全国医院 CAP 住院患者中低危 CAP 患者住院比例变化

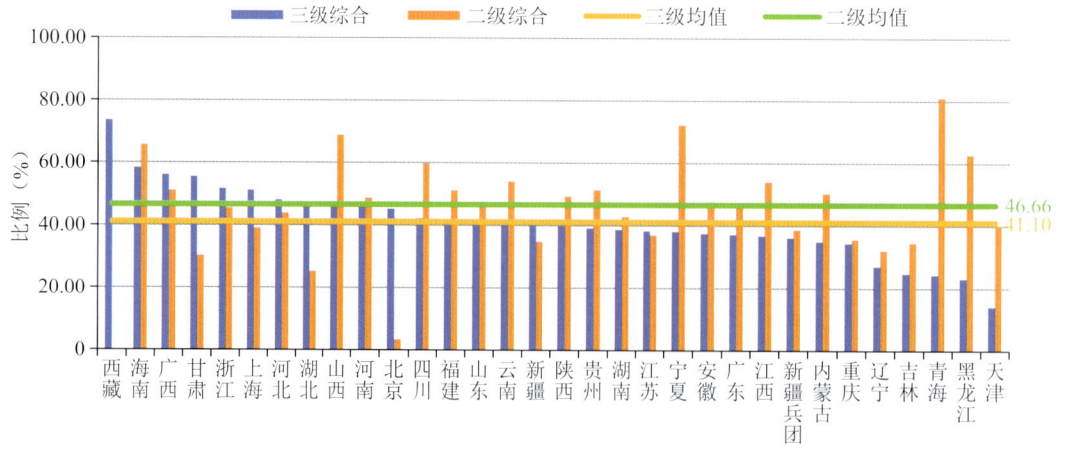

图 2-1-10　2022 年各省（自治区、直辖市）医院 CAP 住院患者中低危 CAP 患者住院比例

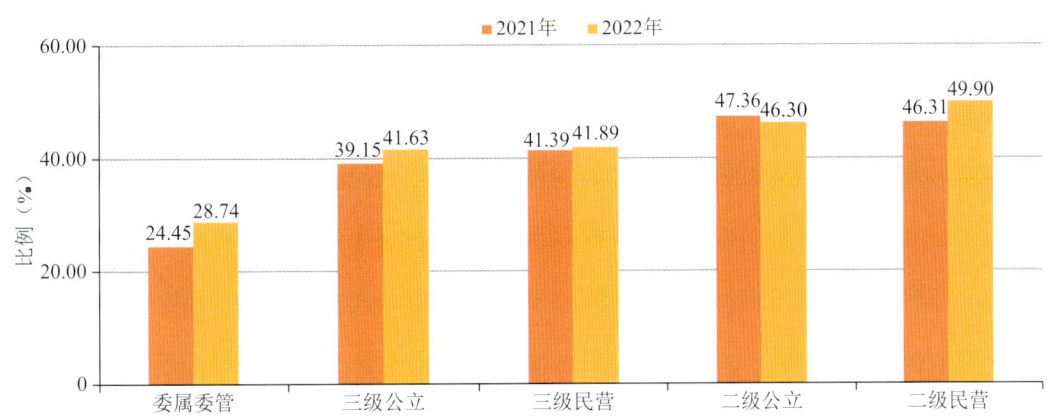

图 2-1-11　2021 年及 2022 年全国各级各类医院 CAP 住院患者中低危 CAP 患者住院比例变化

4. 住院患者留取血液或呼吸道标本进行病原学检查的比例

2022 年全国医院 CAP 住院患者留取血液或呼吸道标本进行病原学检查的比例为 82.94%（图 2-1-12）。其中，三级综合医院的均值为 85.67%，高于二级综合医院的 78.14%；各省（自治区、直辖市）中，上海、湖北、河北、内蒙古、湖南、山东、重庆、新疆、山西、浙江、广东及辽宁的三级综合医院均值低于全国平均水平，除西藏无二级综合医院数据外，河南、陕西、江苏、湖南、河北、山西、重庆、北京、安徽、甘肃、黑龙江、内蒙古、辽宁及青海的二级综合医院均值低于全国平均水平（图 2-1-13）。委属委管医院的比例最高（86.82%），二级公立医院的比例为 78.40%，二级民营医院的比例为 75.85%（图 2-1-14）。2015—2022 年全国各级各类医院 CAP 住院患者进行病原学检查的比例情况如图 2-1-15 所示。

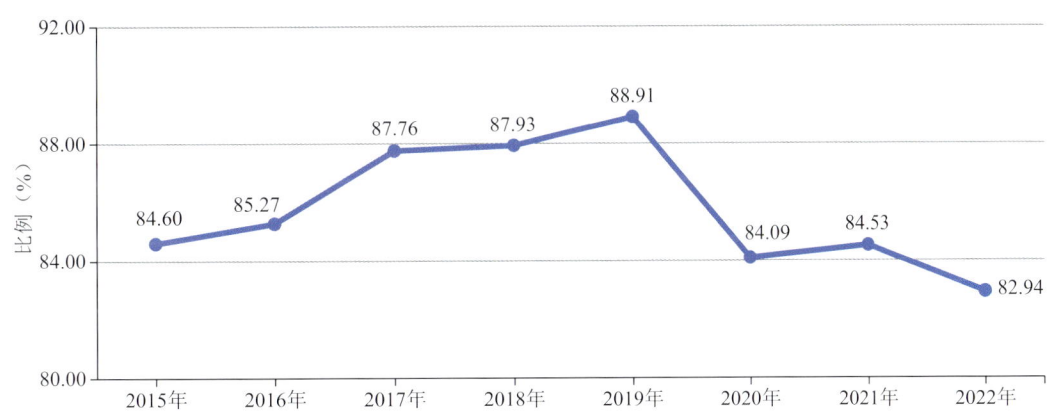

图 2-1-12　2015—2022 年全国医院 CAP 住院患者进行病原学检查的比例变化

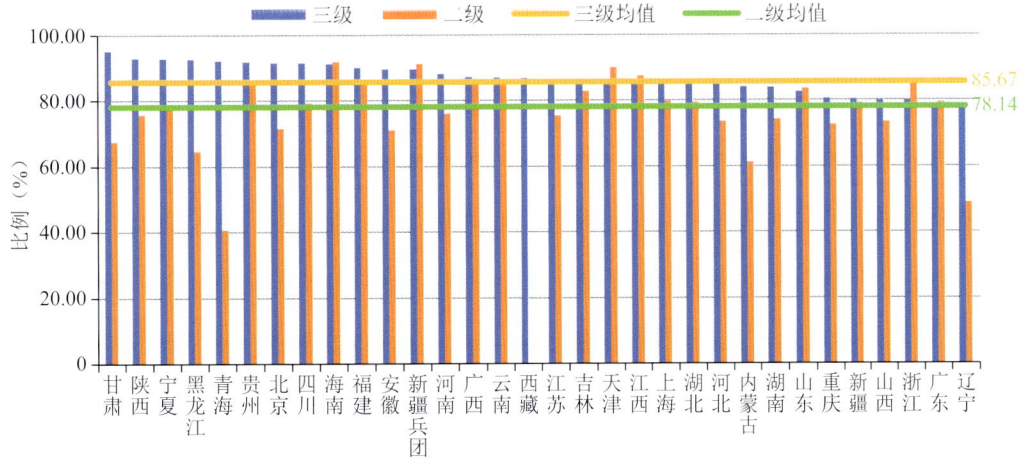

图 2-1-13　2022 年各省（自治区、直辖市）医院 CAP 住院患者进行病原学检查的比例

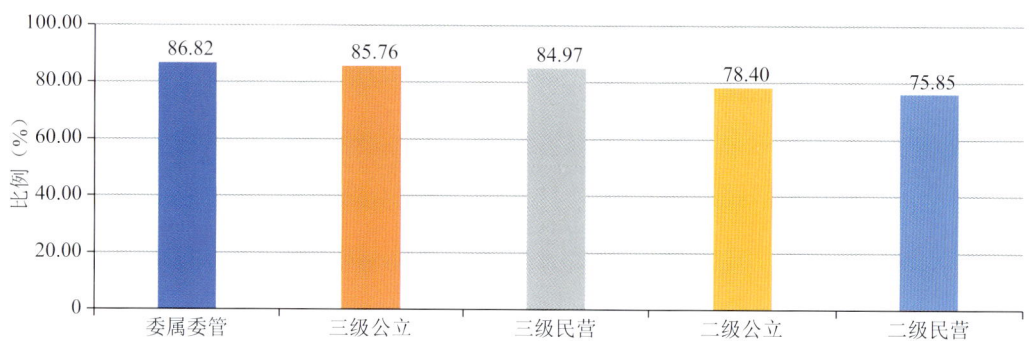

图 2-1-14　2022 年全国各级各类医院 CAP 住院患者进行病原学检查的比例

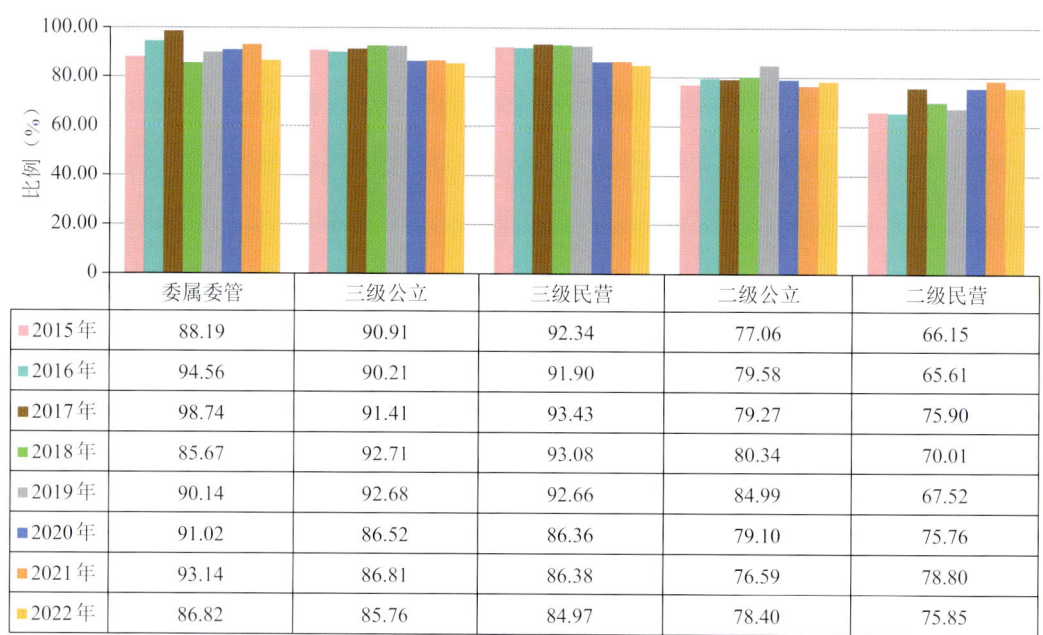

图 2-1-15　2015—2022 年全国各级各类医院 CAP 住院患者进行病原学检查的比例变化

5. 住院患者 ICU 入住率

2022 年全国医院 CAP 住院患者 ICU 入住率为 5.84%，低于 2021 年的 6.82%（图 2-1-16）。其中，三级综合医院的均值为 7.64%，高于二级综合医院的 4.45%；各省（自治区、直辖市）中，江西、江苏、云南、辽宁、广西、上海、天津、宁夏、黑龙江、山东、吉林、甘肃、浙江、安徽、新疆兵团、海南、贵州及青海的三级综合医院均值低于全国平均水平；湖南、江苏、江西、山东、安徽、福建、湖北、贵州、浙江、海南、内蒙古、云南、天津及青海的二级综合医院均值低于全国平均水平（图 2-1-17）。2015—2022 年全国各级各类医院 CAP 住院患者 ICU 入住率情况如图 2-1-18 及图 2-1-19 所示。

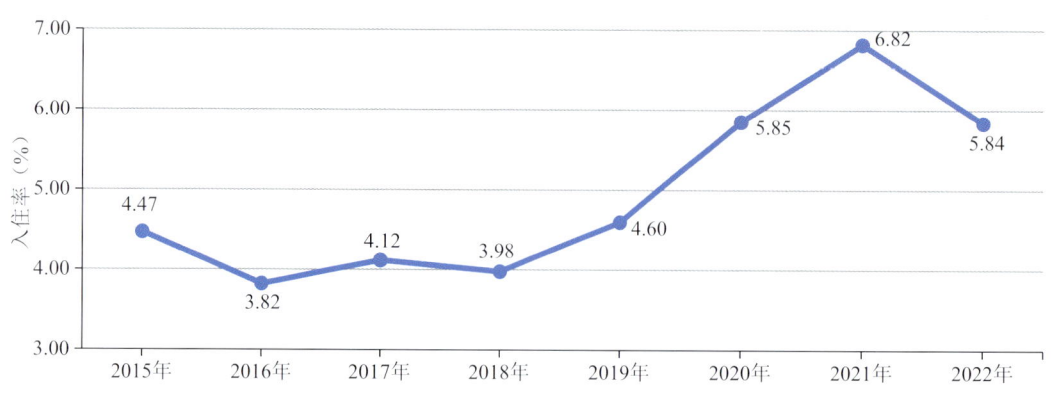

图 2-1-16　2015—2022 年全国医院 CAP 住院患者平均 ICU 入住率变化

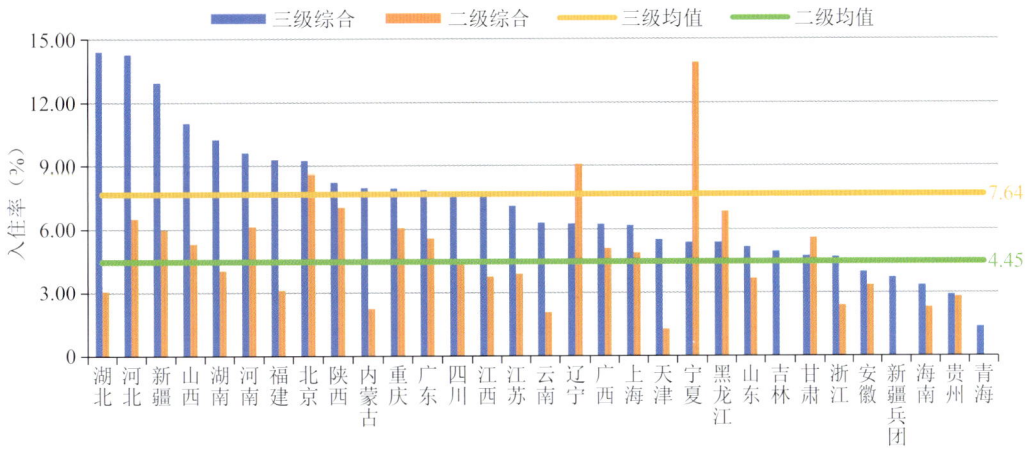

图 2-1-17　2022 年各省（自治区、直辖市）医院 CAP 住院患者平均 ICU 入住率

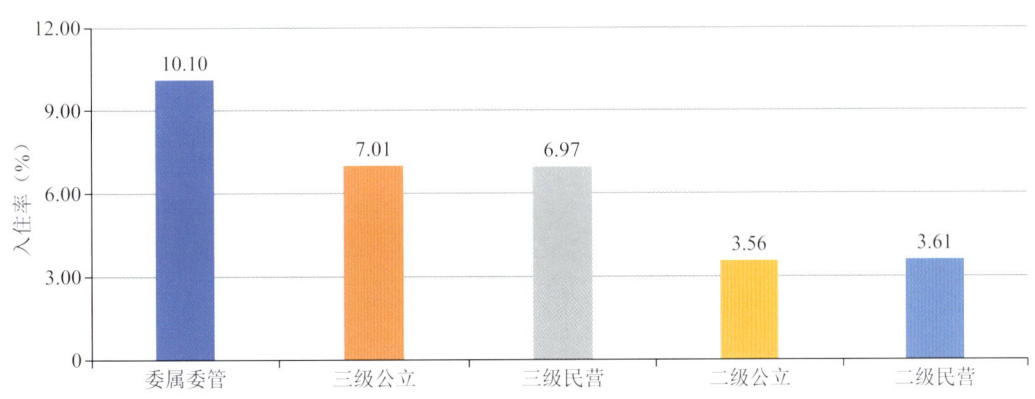

图 2-1-18　2022 年全国各级各类医院 CAP 住院患者 ICU 入住率

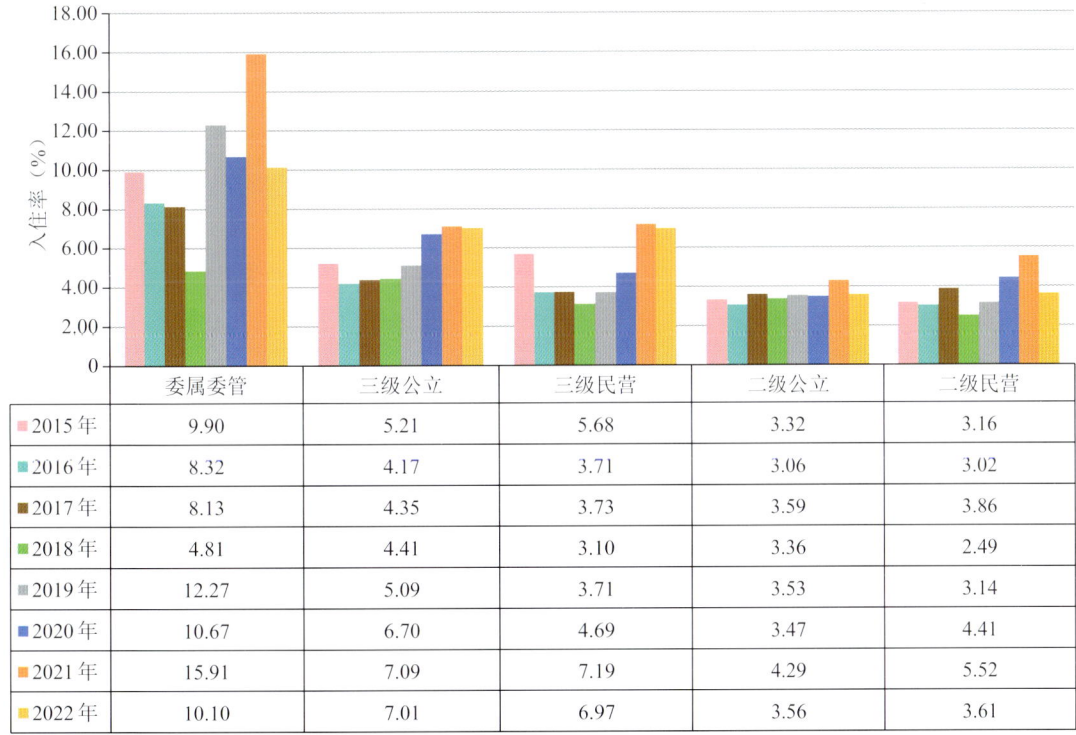

	委属委管	三级公立	三级民营	二级公立	二级民营
2015 年	9.90	5.21	5.68	3.32	3.16
2016 年	8.32	4.17	3.71	3.06	3.02
2017 年	8.13	4.35	3.73	3.59	3.86
2018 年	4.81	4.41	3.10	3.36	2.49
2019 年	12.27	5.09	3.71	3.53	3.14
2020 年	10.67	6.70	4.69	3.47	4.41
2021 年	15.91	7.09	7.19	4.29	5.52
2022 年	10.10	7.01	6.97	3.56	3.61

图 2-1-19　2015—2022 年全国各级各类医院 CAP 住院患者 ICU 入住率变化

6. 非 ICU 住院的 CAP 患者使用 β 内酰胺类抗菌药物联合喹诺酮类药物的比例

2022年全国医院非 ICU 住院的 CAP 患者使用 β 内酰胺类抗菌药物联合喹诺酮类药物的比例为 23.09%，低于2021年的 25.63%（图 2-1-20）。其中，三级综合医院的均值为 21.94%，低于二级综合医院的 25.13%；各省（自治区、直辖市）中，福建、天津、甘肃、吉林、新疆、内蒙古、四川、广东、宁夏、陕西、重庆、湖南、青海、贵州、浙江、云南、海南及西藏的三级综合医院均值低于全国平均水平；除西藏无二级综合医院数据外，重庆、广西、安徽、陕西、上海、湖北、广东、黑龙江、湖南、新疆兵团、贵州、云南、福建、四川、浙江、新疆及天津的二级综合医院均值低于全国平均水平（图 2-1-21）。2020—2022 年全国各级各类医院非 ICU 住院的 CAP 患者使用 β 内酰胺类抗菌药物联合喹诺酮类药物的比例情况如图 2-1-22 所示。

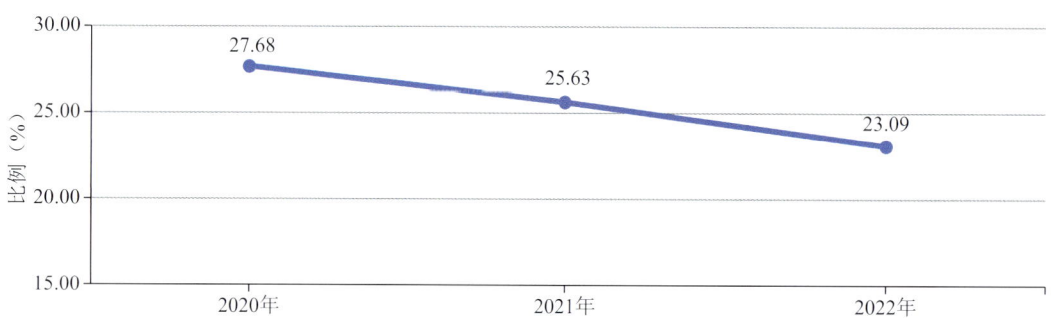

图 2-1-20　2020—2022 年全国医院非 ICU 住院的 CAP 患者使用 β 内酰胺类抗菌药物联合喹诺酮类药物的比例变化

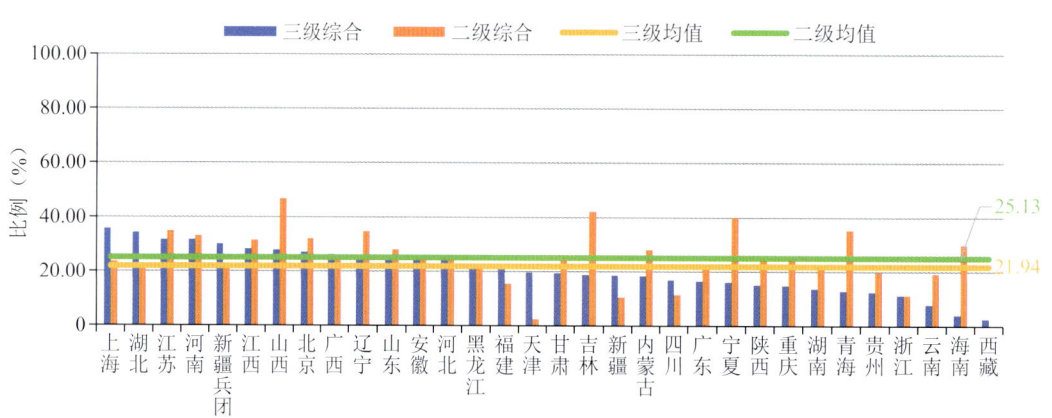

图 2-1-21　2022 年各省（自治区、直辖市）医院非 ICU 住院的 CAP 患者使用 β 内酰胺类抗菌药物联合喹诺酮类药物的比例

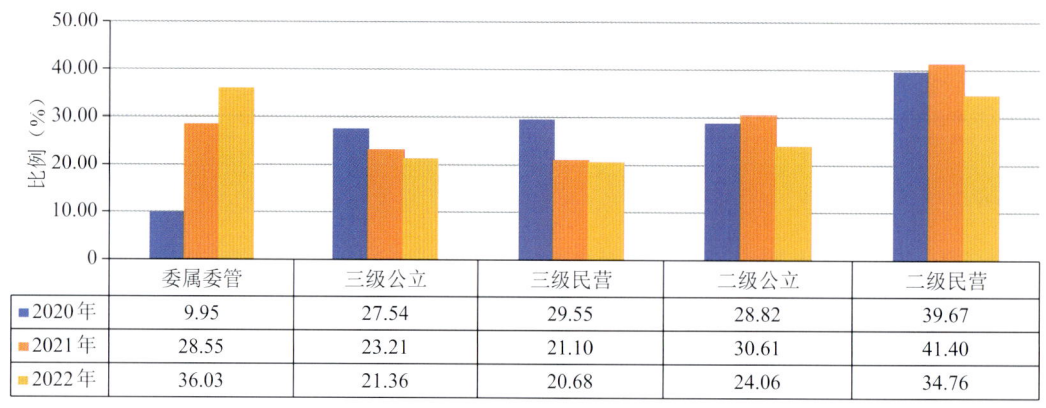

图 2-1-22　2020—2022 年全国各级各类医院非 ICU 住院的 CAP 患者使用 β 内酰胺类抗菌药物联合喹诺酮类药物的比例变化

7. 住院患者应用无创机械通气的比例

2022年全国医院CAP住院患者应用无创机械通气的比例为6.25%，高于2021年的6.20%（图2-1-23）。其中，三级综合医院的均值为6.50%，高于二级综合医院的5.81%；各省（自治区、直辖市）中，重庆、山西、广东、福建、湖北、江西、山东、上海、广西、新疆兵团、江苏、宁夏、甘肃、安徽、浙江、辽宁、黑龙江、天津、海南及西藏的三级综合医院均值低于全国平均水平；除西藏无二级综合医院数据外，福建、四川、重庆、山东、广西、山西、云南、安徽、浙江、江西、宁夏、甘肃、青海、天津、辽宁、新疆兵团、吉林、新疆及黑龙江的二级综合医院均值低于全国平均水平（图2-1-24）。2020—2022年全国各级各类医院CAP住院患者应用无创机械通气的比例情况如图2-1-25所示。

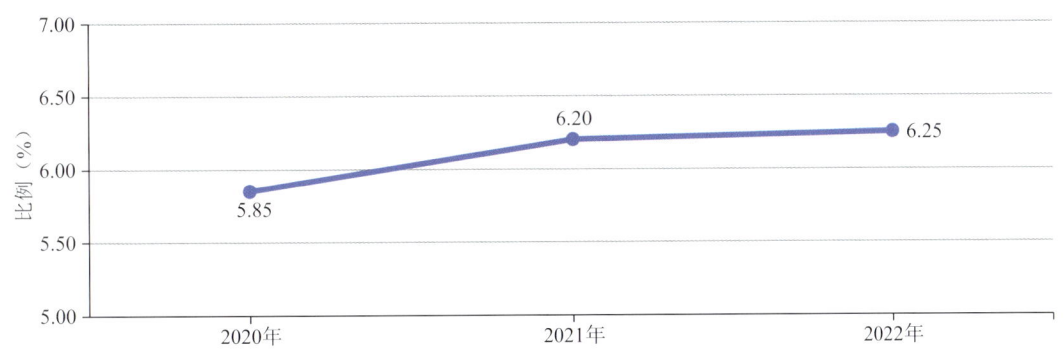

图2-1-23　2020—2022年全国医院CAP住院患者应用无创机械通气的比例变化

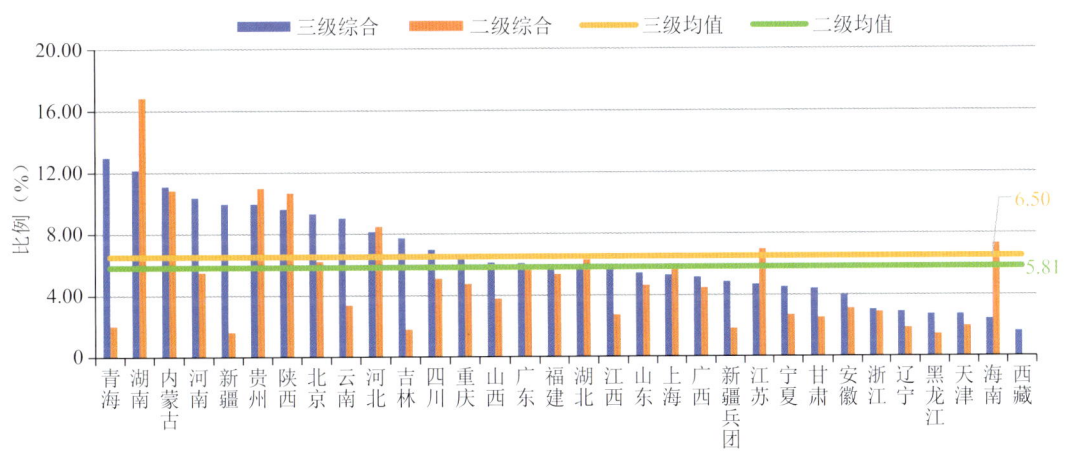

图2-1-24　2022年各省（自治区、直辖市）医院CAP住院患者应用无创机械通气的比例

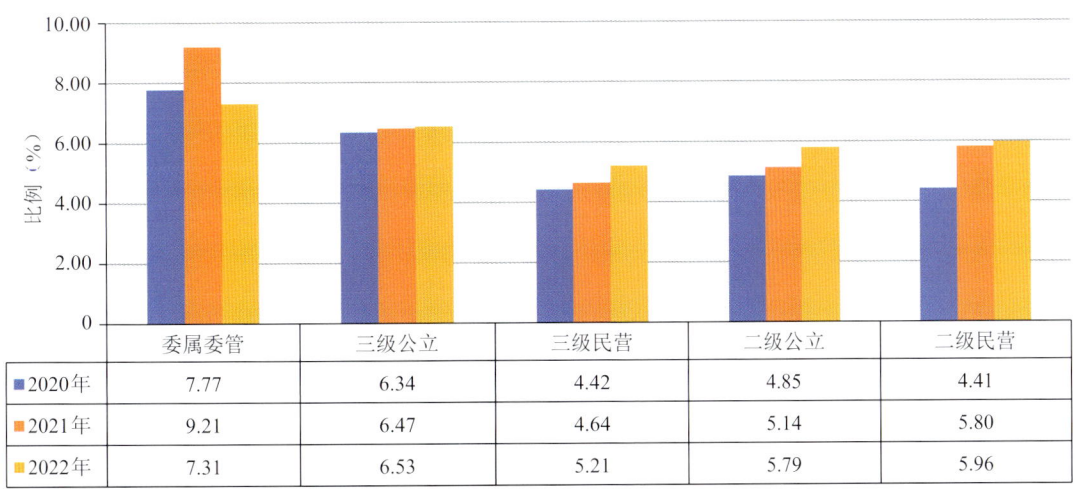

图2-1-25　2020—2022年全国各级各类医院CAP住院患者应用无创机械通气的比例变化

8. 住院患者应用有创机械通气的比例

2022年全国医院CAP住院患者应用有创机械通气的比例为2.54%，较2021年低0.19个百分点（图2-1-26）。其中，三级综合医院的均值为3.25%，高于2021年的3.13%，也高于二级综合医院的1.30%；各省（自治区、直辖市）中，河北、广西、陕西、北京、山西、广东、河南、内蒙古、福建及湖南的三级综合医院均值高于全国平均水平，河北、广西、广东、河南及江西的二级综合医院均值高于全国平均水平（图2-1-27）。委属委管医院的比例为4.92%，较2021年（6.51%）下降；各类二级综合医院的比例均低于2021年（图2-1-28）。

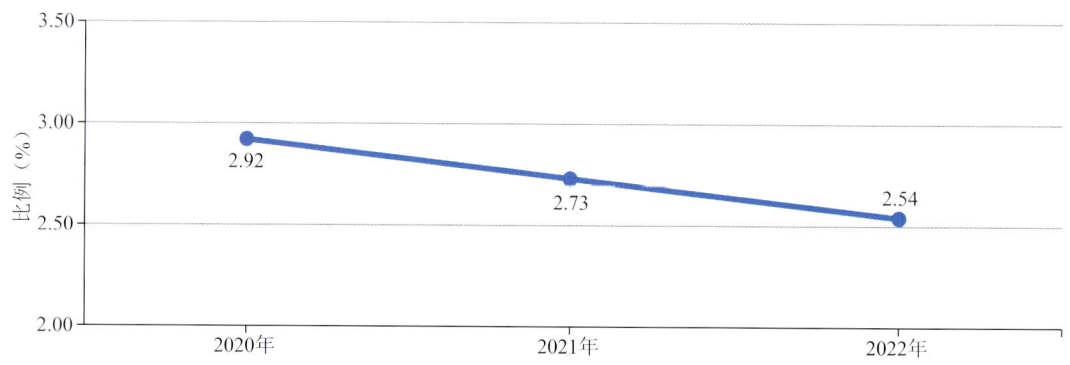

图2-1-26 2020—2022年全国医院CAP住院患者应用有创机械通气的比例变化

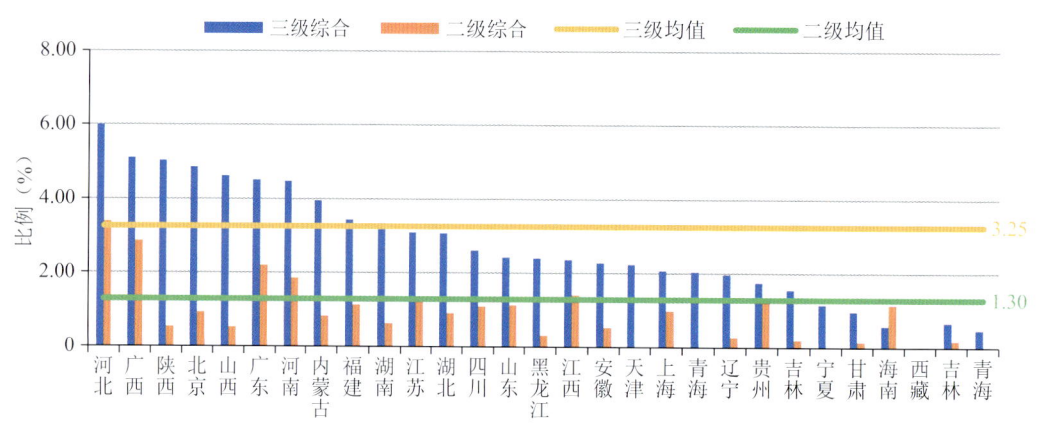

图2-1-27 2022年各省（自治区、直辖市）医院CAP住院患者应用有创机械通气的比例

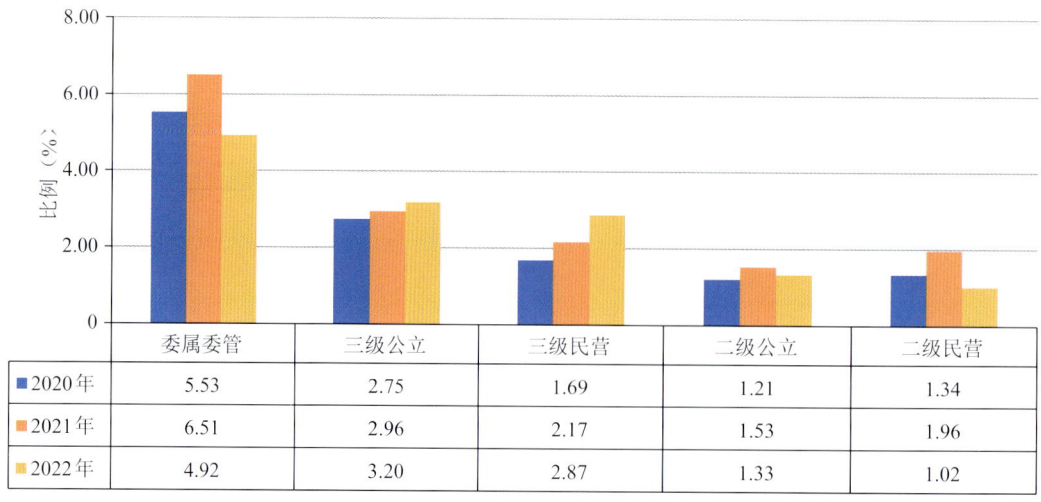

图2-1-28 2020—2022年全国各级各类医院CAP住院患者应用有创机械通气的比例变化

9. 住院患者多重耐药菌检出的比例

2022 年全国医院 CAP 住院患者多重耐药菌检出的比例为 4.11%，较 2021 年的 4.17% 略有下降（图 2-1-29）。其中，三级综合医院的均值为 4.67%，高于二级综合医院的 3.12%；各省（自治区、直辖市）中，天津、河北、广西、山西、北京、吉林、湖南、河南、山东、福建、广东、安徽及辽宁的三级综合医院均值高于全国平均水平；除西藏和新疆兵团无二级综合医院数据外，北京、辽宁、河北、河南、青海、宁夏、浙江、广东及内蒙古的二级综合医院均值高于全国平均水平（图 2-1-30）。委属委管医院收治患者病情较重，多重耐药菌检出的比例偏高（10.53%），且明显高于 2021 年（6.09%）；三级民营医院的比例为 5.23%，高于 2021 年的 3.98%（图 2-1-31）。抗菌药物的规范化使用培训有待加强。

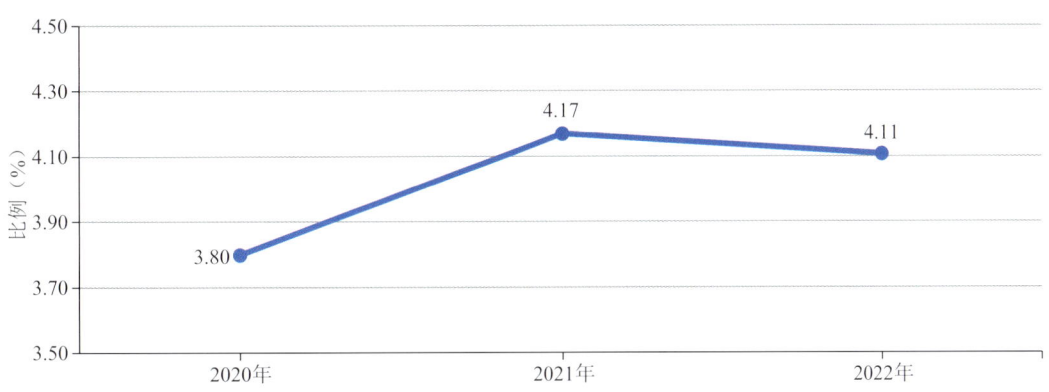

图 2-1-29　2020—2022 年全国医院 CAP 住院患者多重耐药菌检出的比例变化

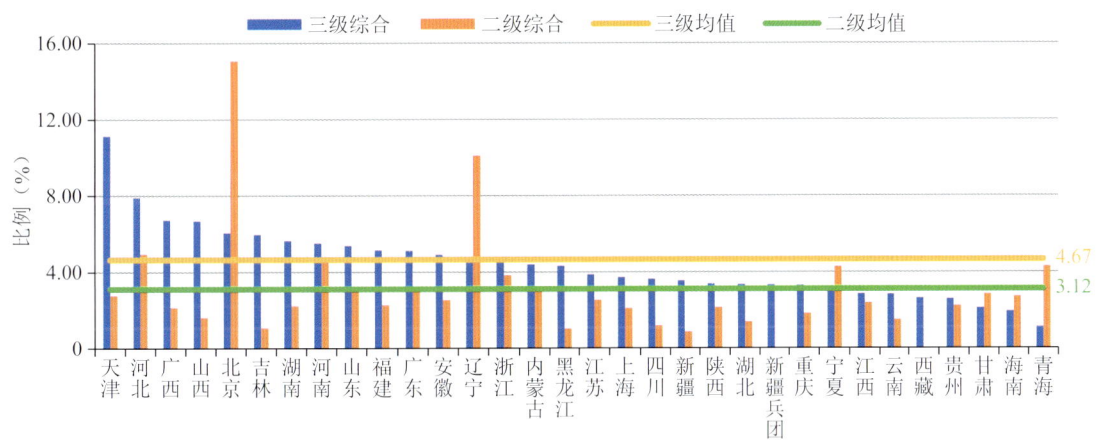

图 2-1-30　2022 年各省（自治区、直辖市）医院 CAP 住院患者多重耐药菌检出的比例

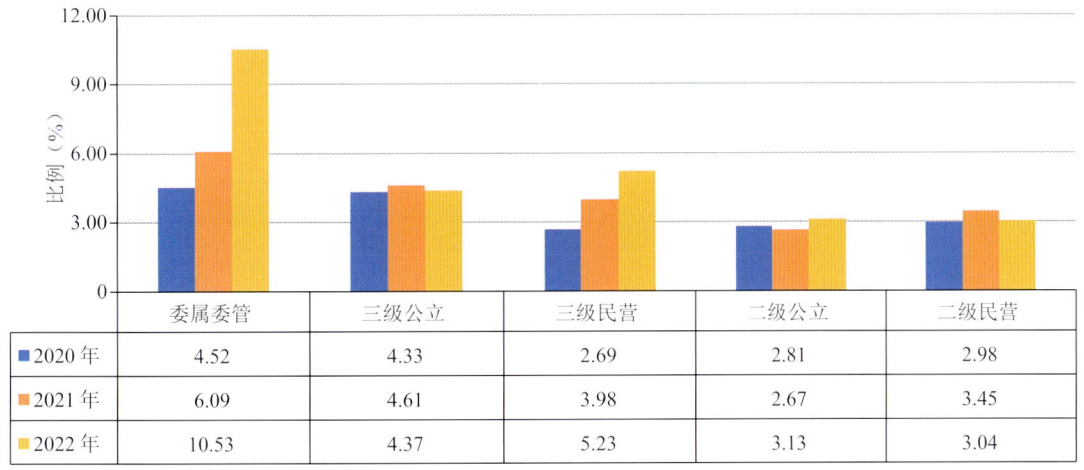

图 2-1-31　2020—2022 年全国各级各类医院 CAP 住院患者多重耐药菌检出的比例变化

二、住院患者诊治过程关键结果的质量控制情况

1. 住院患者仅应用无创机械通气的病死率

2022 年全国医院 CAP 住院患者仅应用无创机械通气的病死率为 6.85%，低于 2021 年的 6.87%（图 2-1-32）。三级综合医院的均值为 8.31%，其中，委属委管医院（9.87%）低于 2021 年（15.17%）；二级综合医院的均值为 3.94%，其中，二级公立医院的比例（2.61%）低于 2021 年（3.43%）；各省（自治区、直辖市）中，西藏、辽宁、新疆兵团、内蒙古、黑龙江、重庆、北京、新疆、山西、宁夏、上海、山东、陕西、河北、广东、四川、吉林及湖北的三级综合医院均值高于全国平均水平，北京、上海、山东、重庆、四川、辽宁、吉林、内蒙古、湖北、河北、河南、山西、安徽及浙江的二级综合医院均值高于全国平均水平（图 2-1-33、图 2-1-34）。

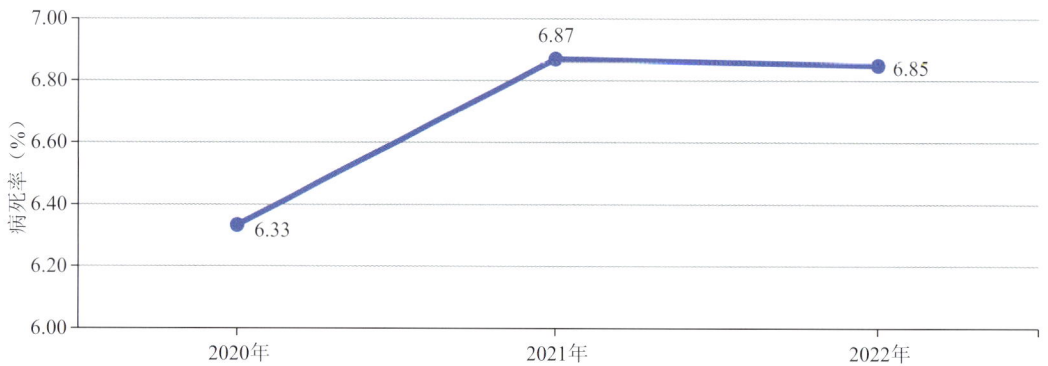

图 2-1-32 2020—2022 年全国医院 CAP 住院患者仅应用无创机械通气的病死率变化

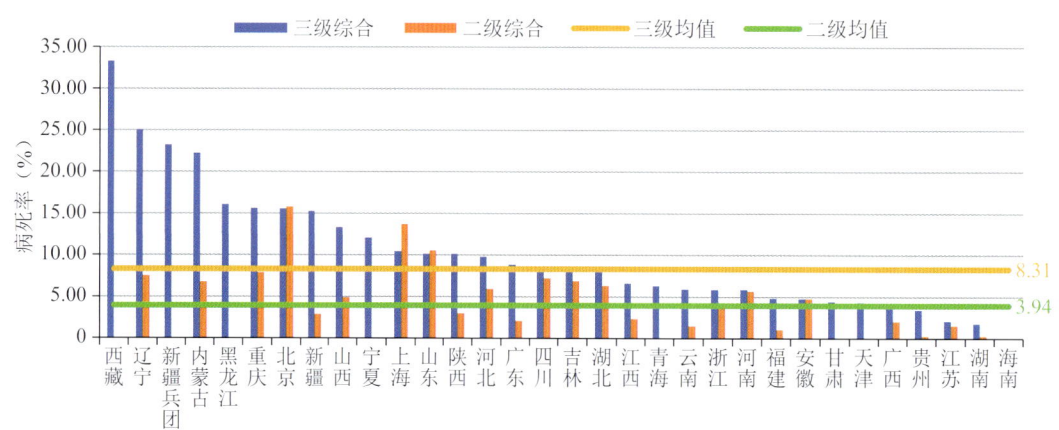

图 2-1-33 2022 年各省（自治区、直辖市）医院 CAP 住院患者仅应用无创机械通气的病死率

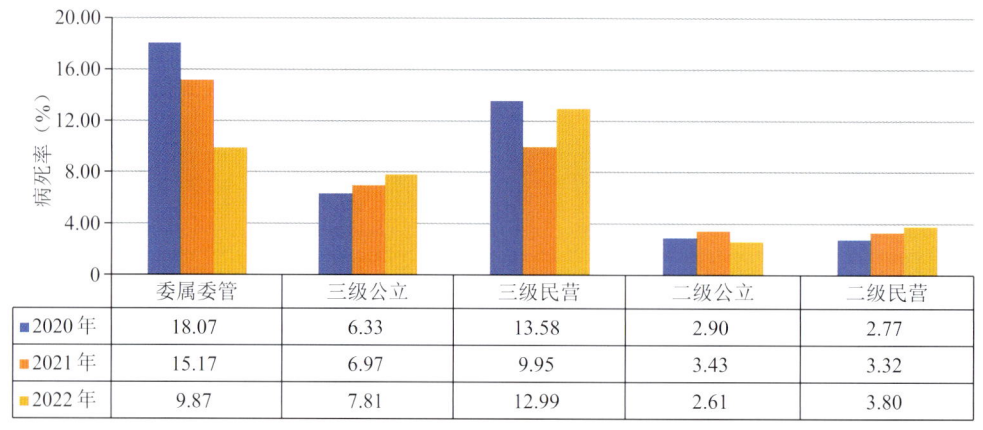

图 2-1-34 2020—2022 年全国各级各类医院 CAP 住院患者仅应用无创机械通气的病死率变化

2. 住院患者仅应用有创机械通气的病死率

2022 年全国医院 CAP 住院患者仅应用有创机械通气的病死率为 20.59%（图 2-1-35）。其中，三级综合医院的均值为 21.06%，高于二级综合医院的 18.54%；各省（自治区、直辖市）中，天津、内蒙古、新疆兵团、上海、青海、辽宁、北京、新疆、山东、重庆、陕西、河南、吉林、黑龙江、湖北、宁夏及安徽的三级综合医院均值高于全国平均水平，辽宁、黑龙江、北京、内蒙古、安徽、新疆、陕西、四川、山西、云南、上海、重庆、山东、河南及湖北的二级综合医院均值高于全国平均水平（图 2-1-36）。2020—2022 年全国各级各类医院 CAP 住院患者仅应用有创机械通气的病死率情况如图 2-1-37 所示。

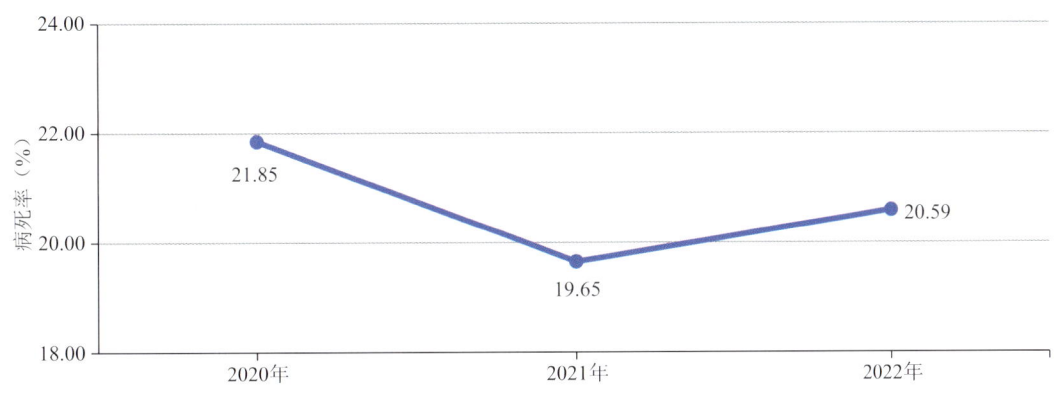

图 2-1-35　2020—2022 年全国医院 CAP 住院患者仅应用有创机械通气的平均病死率变化

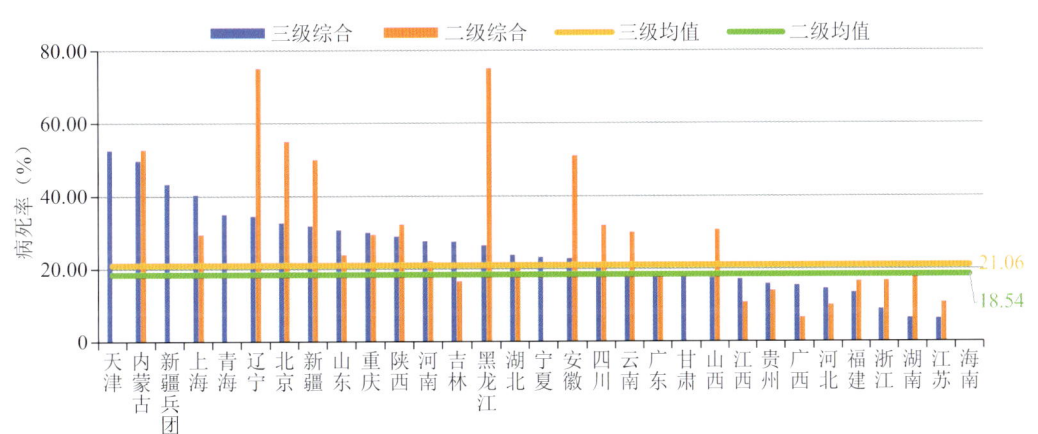

图 2-1-36　2022 年各省（自治区、直辖市）医院 CAP 住院患者仅应用有创机械通气的病死率

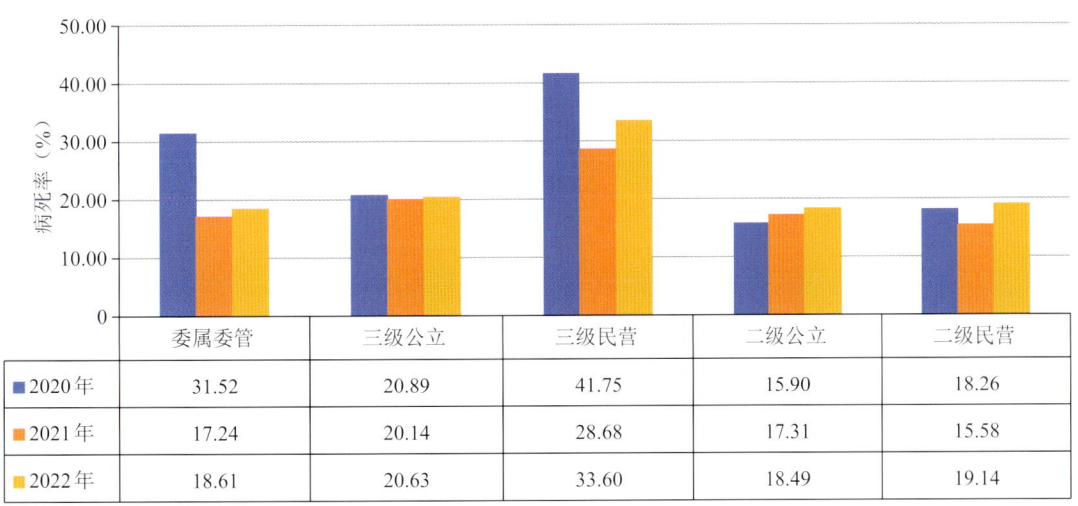

图 2-1-37　2020—2022 年全国各级各类医院 CAP 住院患者仅应用有创机械通气的病死率变化

3. 住院患者病死率

2022年全国医院CAP住院患者病死率为1.58%，其中，三级综合医院为1.99%，高于二级综合医院的0.86%（图2-1-38）。全国各级各类医院CAP住院患者病死率情况如图2-1-39所示。

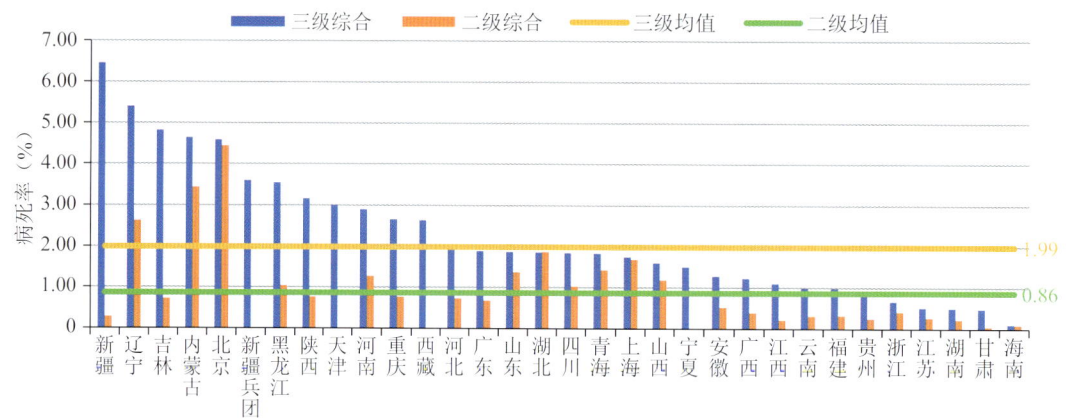

图2-1-38　2022年各省（自治区、直辖市）医院CAP住院患者病死率

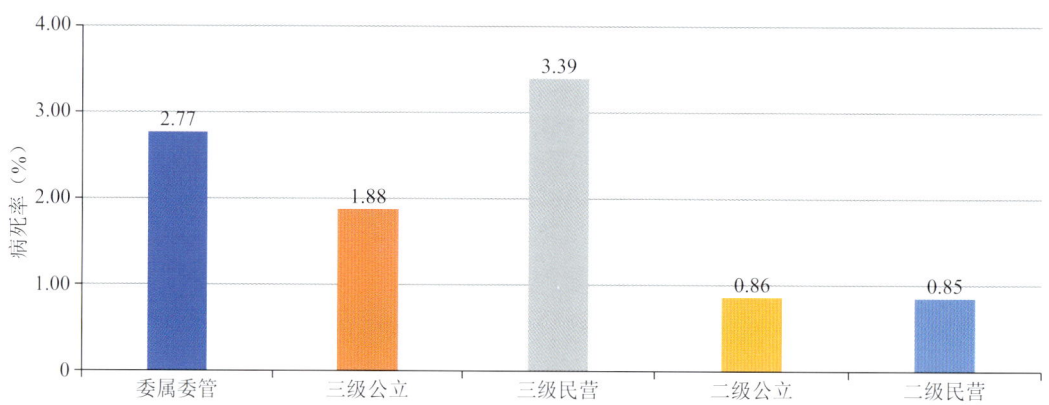

图2-1-39　2022年全国各级各类医院CAP住院患者病死率

第二节 慢性阻塞性肺疾病

一、住院患者诊治过程关键环节的质量控制情况

1. 住院患者数量

本次调查的2015家医院中共有1443家医院完整上报了慢性阻塞性肺疾病（慢阻肺病）急性加重（ICD编码包括J44.0、J44.1、J44.9）相关指标数据。2022年纳入分析的全国慢阻肺病住院患者共计729 542例，院均505.57例，低于2021年的506.72例（表2-2-1、图2-2-1）。其中，三级综合医院（共764家，含委属委管医院21家、三级公立医院675家、三级民营医院68家）均值为592例；二级综合医院（共679家，含二级公立医院588家、二级民营医院126家）均值为408例（表2-2-1、图2-2-2）。总体仍呈现出三级综合医院高于二级综合医院、公立医院高于民营医院的分布，三级公立医院的院均住院患者数量最多，三级民营医院最少（表2-2-1、图2-2-3）。2015—2022年全国各级各类医院院均慢阻肺病住院患者数量情况如图2-2-4所示。

表2-2-1 2022年全国各级各类医院上报慢阻肺病住院患者数量情况

医院级别	医院数量（家）	住院患者总数（例）	院均住院患者数量（例）
全国	1443	729 542	505.57
三级综合	764	452 391	592.13
委属委管	21	8343	397.29
三级公立	675	422 466	625.88
三级民营	68	21 582	317.38
二级综合	679	277 151	408.18
二级公立	588	247 713	421.28
二级民营	91	29 438	323.49

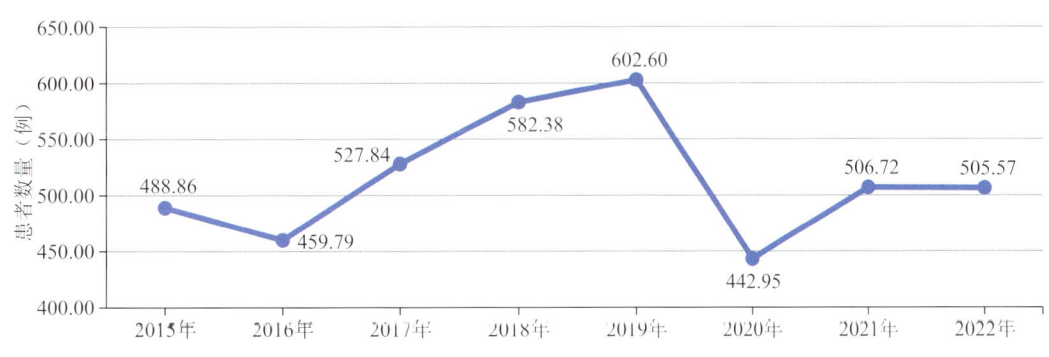

图2-2-1 2015—2022年全国医院院均慢阻肺病住院患者数量变化

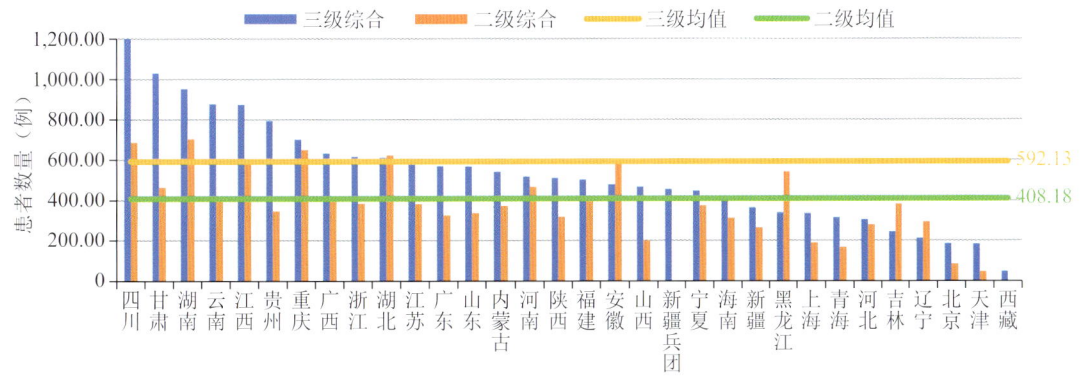

图2-2-2 2022年各省（自治区、直辖市）医院院均慢阻肺病住院患者数量

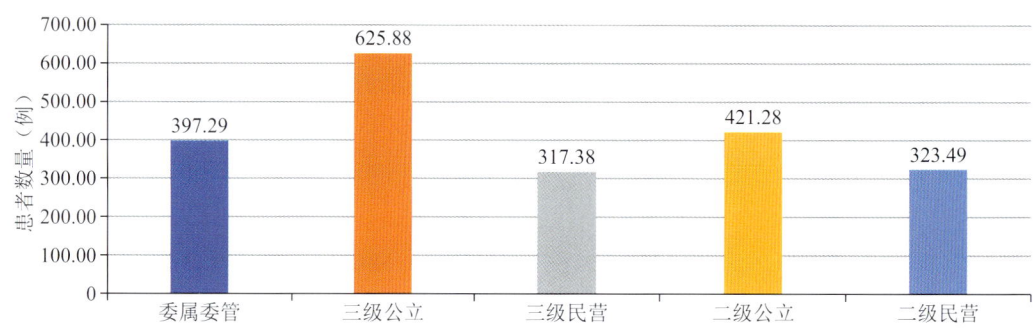

图 2-2-3 2022年全国各级各类医院院均慢阻肺病住院患者数量

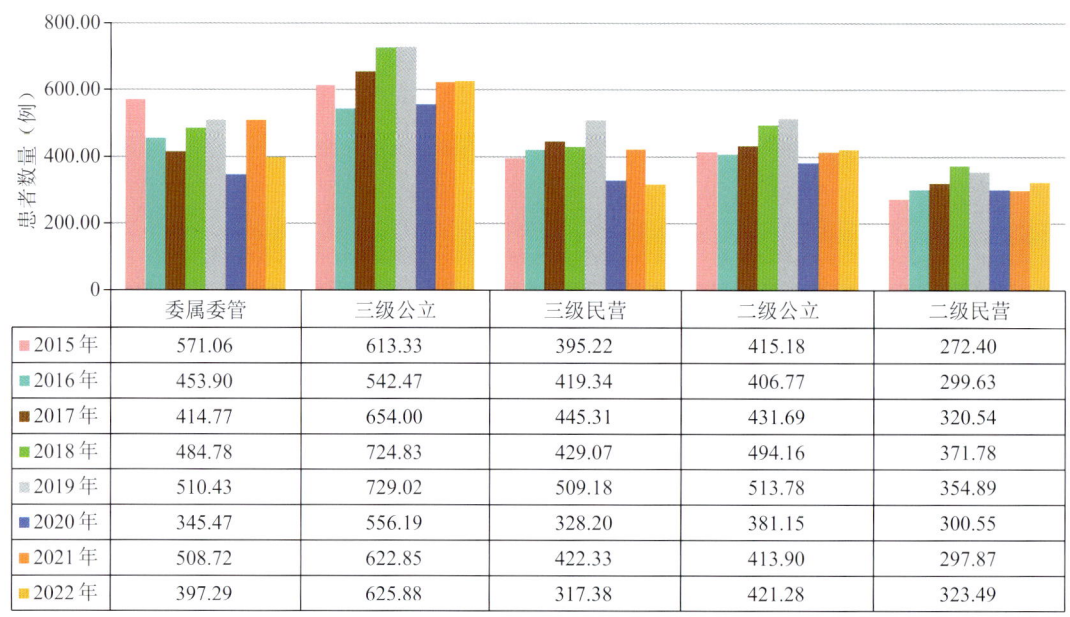

图 2-2-4 2015—2022年全国各级各类医院院均慢阻肺病住院患者数量变化

2. 住院患者进行血气分析检查的比例

2022年全国医院慢阻肺病住院患者住院期间进行血气分析检查的比例均值为86.94%，略低于2021年（88.94%），但近8年整体呈上升趋势（图2-2-5）。其中，三级综合医院的均值为90.08%（委属委管医院为89.18%，三级公立医院为90.65%，三级民营医院为84.51%），高于二级综合医院的81.44%（二级公立医院为82.12%，二级民营医院为75.68%）；各级各类医院均值较2021年均下降；各省（自治区、直辖市）中，湖北、江苏、河南、黑龙江、山东、广东、福建、上海及西藏的三级综合医院均值低于全国平均水平，除西藏无二级综合医院数据外，山西、甘肃、河北、内蒙古、吉林、辽宁、安徽、湖北、江苏、河南、黑龙江、山东及福建的二级综合医院均值低于全国平均水平（图2-2-6～图2-2-8）。

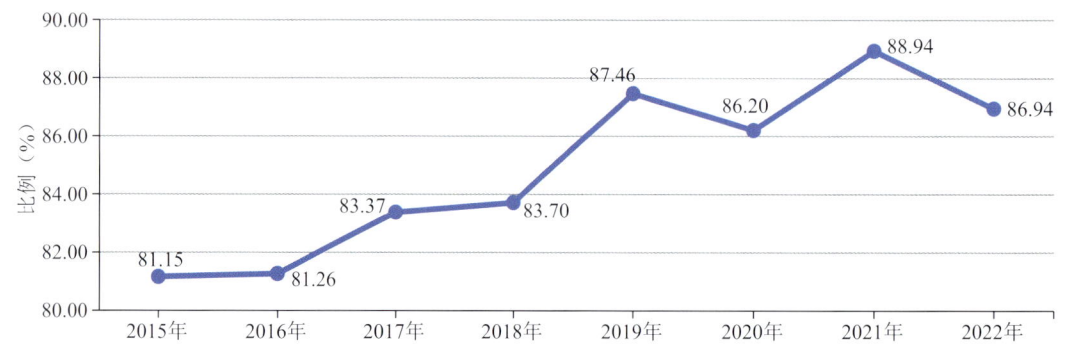

图 2-2-5 2015—2022年全国医院慢阻肺病住院患者进行血气分析检查的比例变化

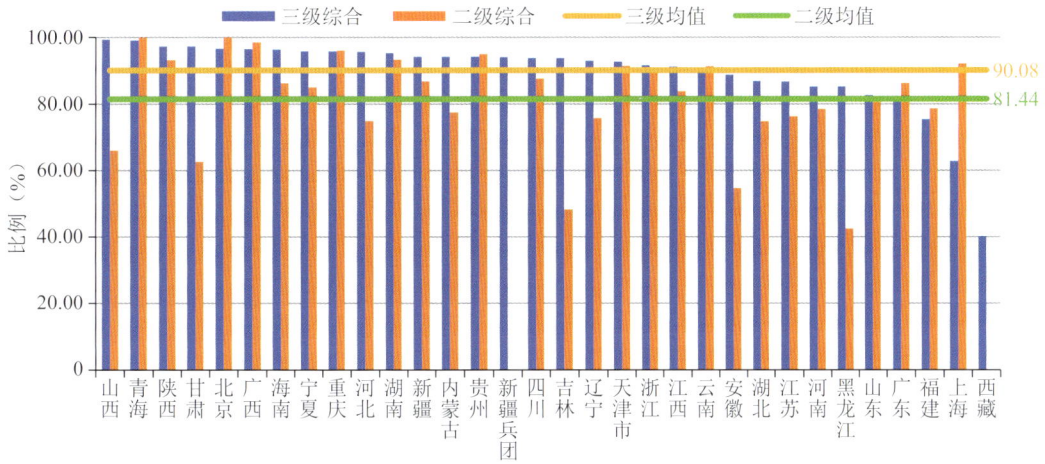

图 2-2-6 2022年各省（自治区、直辖市）医院慢阻肺病住院患者进行血气分析检查的比例

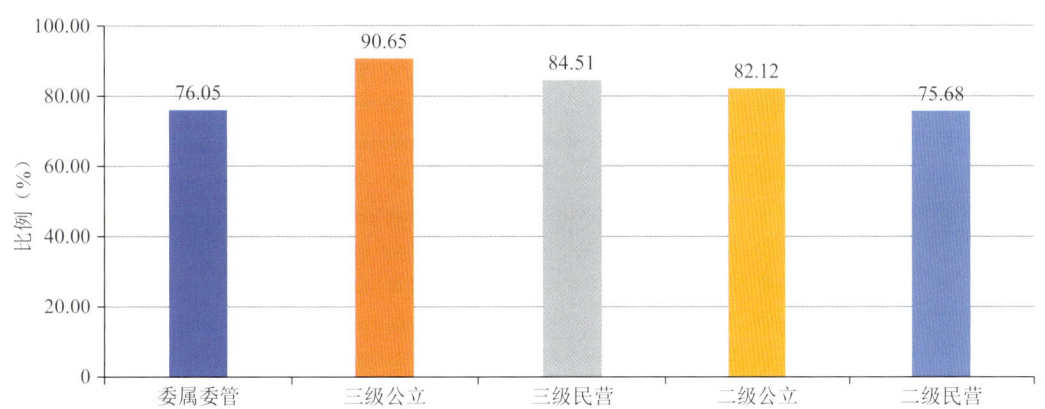

图 2-2-7 2022年全国各级各类医院慢阻肺病住院患者进行血气分析检查的比例

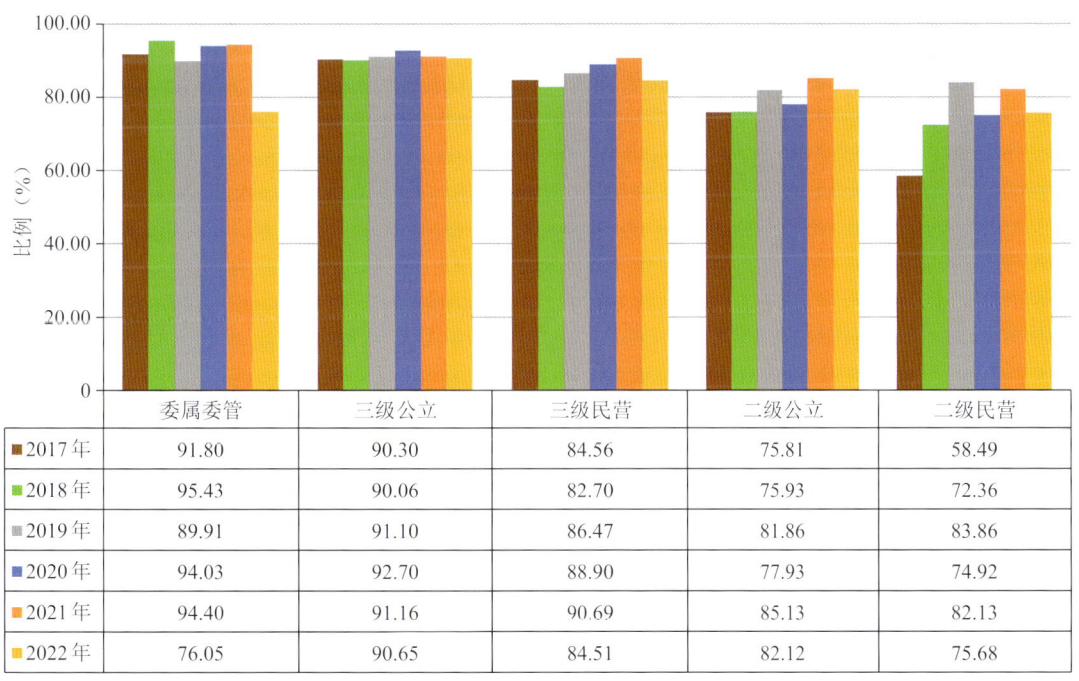

图 2-2-8 2017—2022年全国各级各类医院慢阻肺病住院患者进行血气分析检查的比例变化

3. 住院患者应用无创机械通气的比例

2022年全国医院慢阻肺病患者住院期间应用无创机械通气的比例均值为16.74%，较2021年（18.18%）下降（图2-2-9）。其中，三级综合医院的均值为20.40%（委属委管医院为17.14%，三级公立医院为18.74%，三级民营医院为16.86%），高于二级综合医院的13.95%（二级公立医院为14.25%，二级民营医院为8.80%）；三级综合医院中，委属委管及三级民营医院较2021年略有上升，三级公立医院较2021年下降，但近3年基本保持稳定；各类二级综合医院均较2021年略有下降；各省（自治区、直辖市）中，北京、湖南、贵州、内蒙古、云南、西藏、河北、河南、新疆、湖北、江西、天津、广东、安徽及江苏的三级综合医院均值高于全国平均水平，北京、湖南、贵州、河北、湖北、江西、天津、广东、陕西、浙江、福建、广西、山西、重庆及上海的二级综合医院均值高于全国平均水平（图2-2-10～图2-2-12）。

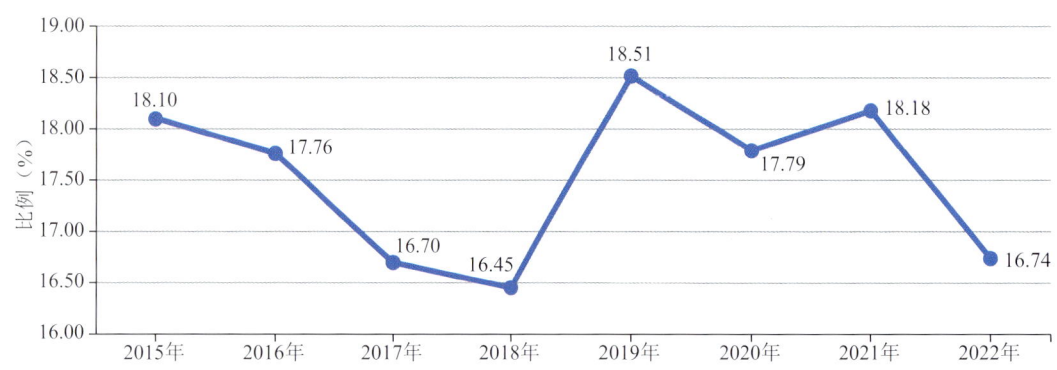

图2-2-9　2015—2022年全国医院慢阻肺病住院患者应用无创机械通气的比例变化

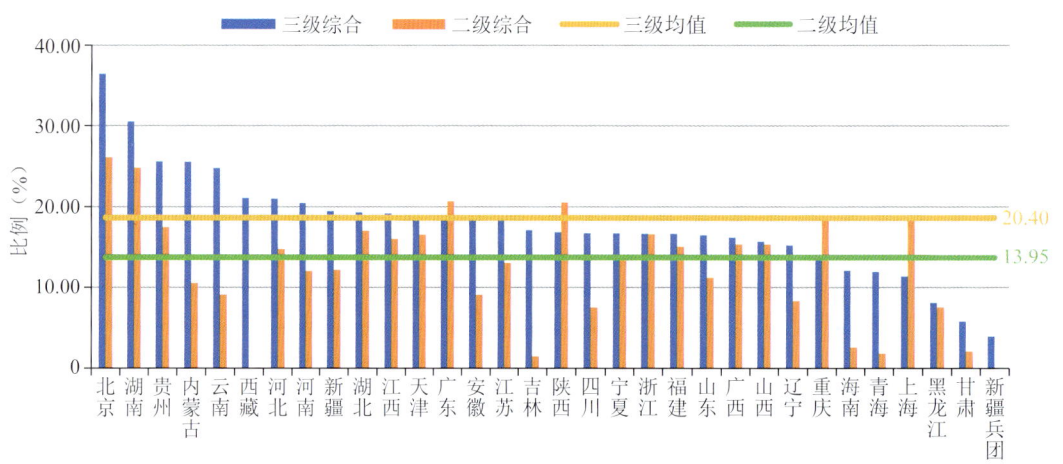

图2-2-10　2022年各省（自治区、直辖市）医院慢阻肺病住院患者应用无创机械通气的比例

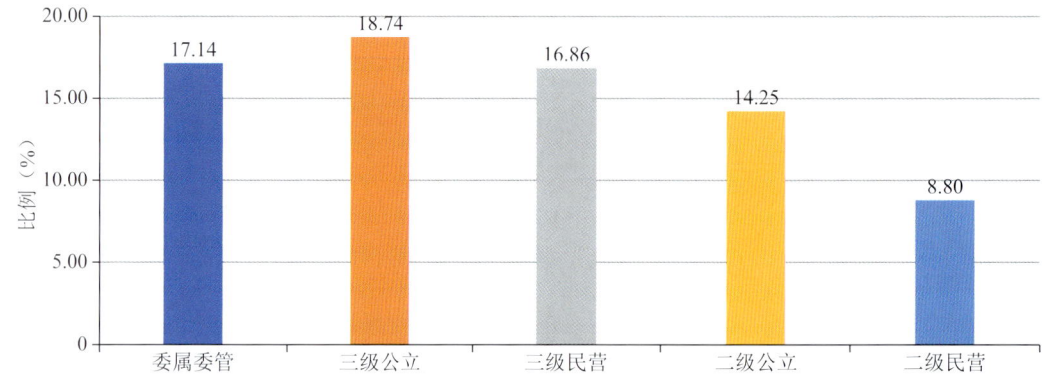

图2-2-11　2022年全国各级各类医院慢阻肺病住院患者应用无创机械通气的比例

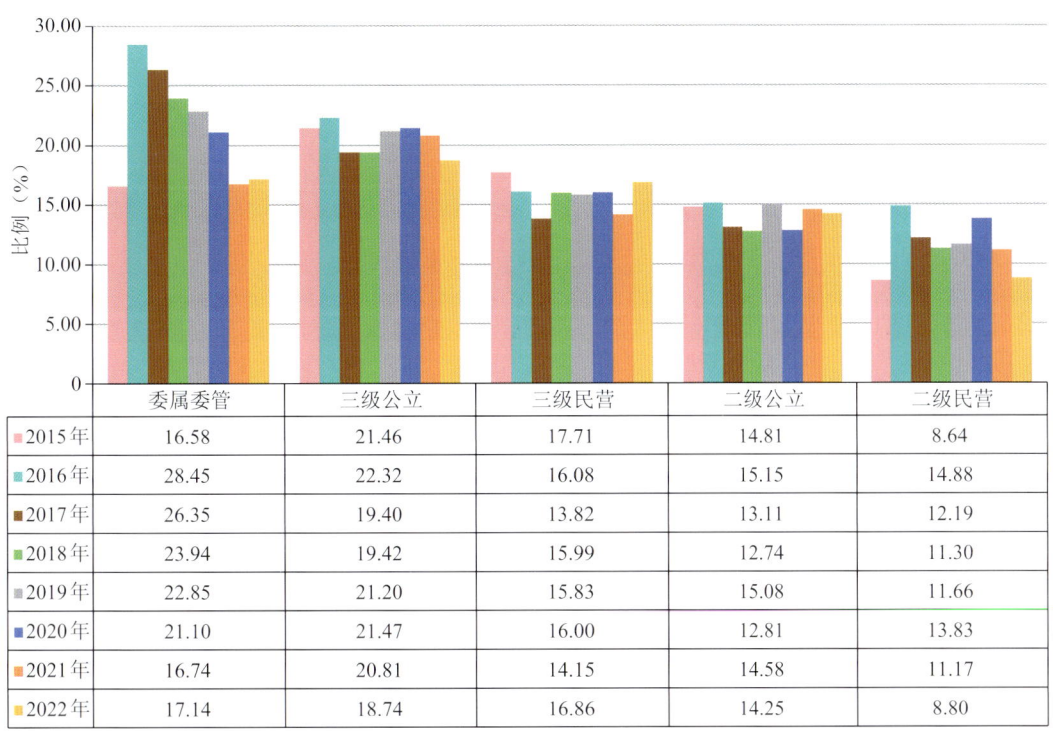

图 2-2-12　2015—2022 年全国各级各类医院慢阻肺病住院患者应用无创机械通气的比例变化

4. 住院患者应用有创机械通气的比例

2022 年全国医院慢阻肺病患者住院期间应用有创机械通气的比例均值为 2.09%，近 8 年来呈持续下降趋势（图 2-2-13）。其中，三级综合医院的均值为 2.53%（委属委管医院为 3.79%，三级公立医院为 2.52%，三级民营医院为 2.31%），高于二级综合医院的 1.36%（二级公立医院为 1.37%，二级民营医院为 1.22%）；自 2017 年起委属委管医院的均值均为最高，2022 年三级公立医院高于三级民营医院，二级公立医院高于二级民营医院；各省（自治区、直辖市）中，北京、河北、福建、河南、广东、辽宁、广西、湖南、安徽、浙江、重庆、陕西、湖北及山西的三级综合医院的均值高于全国平均水平，河北、福建、河南、广东、山西、江苏、四川、贵州及天津的二级综合医院均值高于全国平均水平（图 2-2-14~图 2-2-16）。

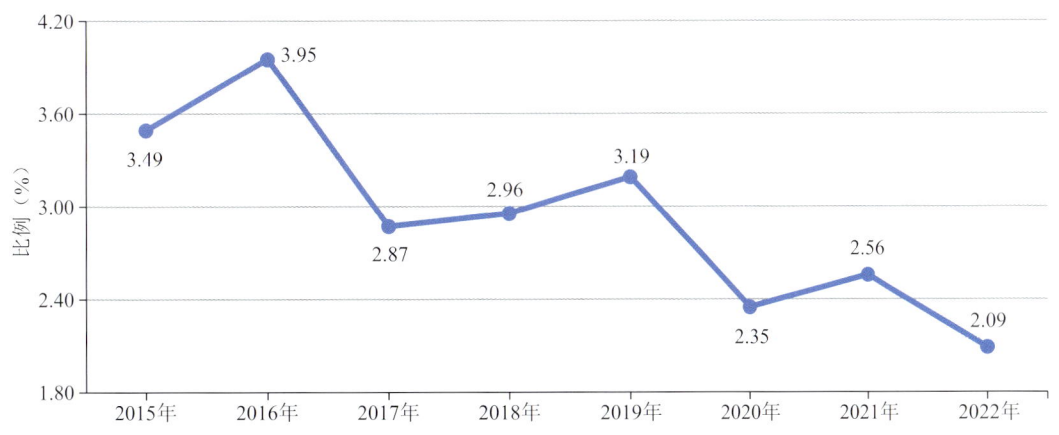

图 2-2-13　2015—2022 年全国医院慢阻肺病住院患者应用有创机械通气的比例变化

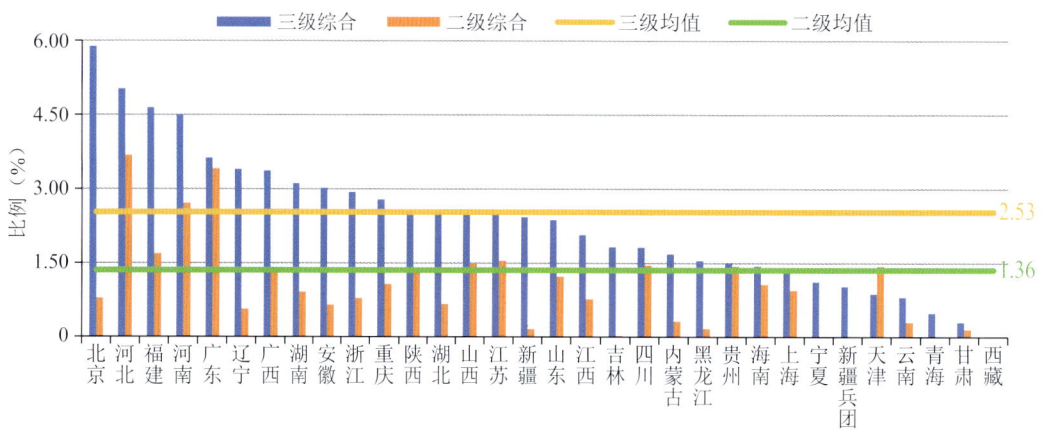

图 2-2-14 2022 年各省（自治区、直辖市）医院慢阻肺病住院患者应用有创机械通气的比例

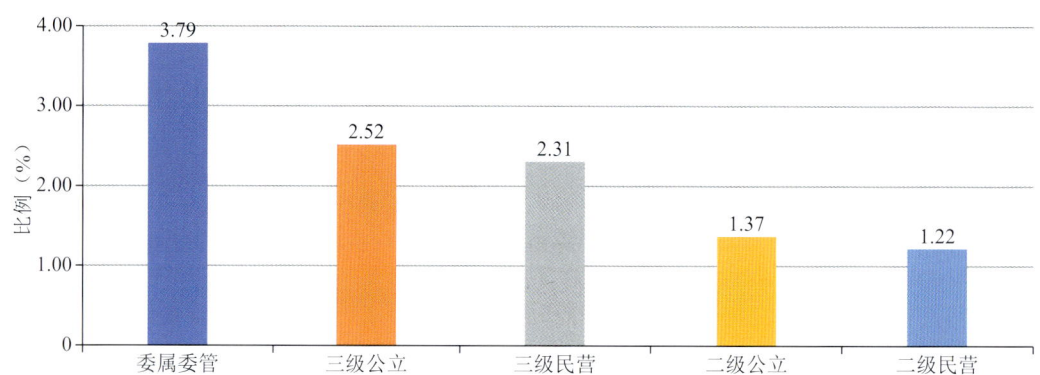

图 2-2-15 2022 年全国各级各类医院慢阻肺病住院患者应用有创机械通气的比例

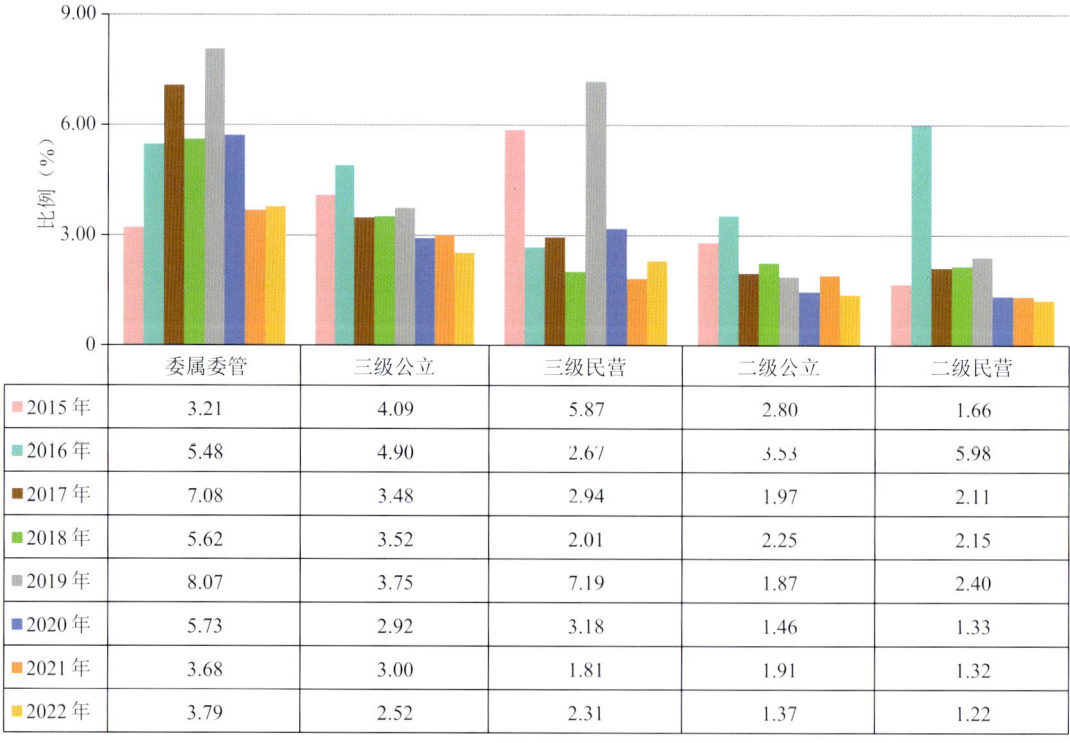

	委属委管	三级公立	三级民营	二级公立	二级民营
2015 年	3.21	4.09	5.87	2.80	1.66
2016 年	5.48	4.90	2.67	5.53	5.98
2017 年	7.08	3.48	2.94	1.97	2.11
2018 年	5.62	3.52	2.01	2.25	2.15
2019 年	8.07	3.75	7.19	1.87	2.40
2020 年	5.73	2.92	3.18	1.46	1.33
2021 年	3.68	3.00	1.81	1.91	1.32
2022 年	3.79	2.52	2.31	1.37	1.22

图 2-2-16 2015—2022 年全国各级各类医院慢阻肺病住院患者应用有创机械通气的比例变化

5. 住院患者进行胸部影像学检查的比例

2022年全国医院慢阻肺病住院患者进行胸部影像学检查的比例均值为90.26%，低于2021年的92.09%，近3年呈下降趋势（图2-2-17）。其中，三级综合医院的均值为88.87%（委属委管医院为86.02%，三级公立医院为88.96%，三级民营医院为88.23%），低于二级综合医院的92.53%（二级公立医院为92.32%，二级民营医院为94.32%），公立医院高于民营医院，委属委管医院最低但呈逐年上升趋势，其他各级各类医院近3年均呈下降趋势；各省（自治区、直辖市）中，浙江、吉林、北京、新疆、湖北、安徽、上海、重庆、广西、内蒙古、江西、福建及天津的三级综合医院均值低于全国平均水平；除西藏和新疆兵团无二级综合医院数据外，宁夏、四川、新疆、湖北、安徽、上海、重庆及江西的二级综合医院均值低于全国平均水平（图2-2-18、图2-2-19）。

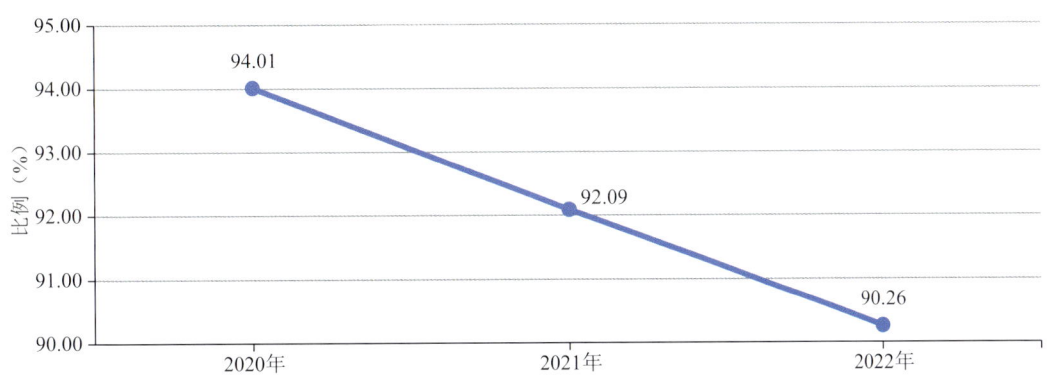

图2-2-17 2020—2022年全国医院慢阻肺病住院患者进行胸部影像学检查的比例变化

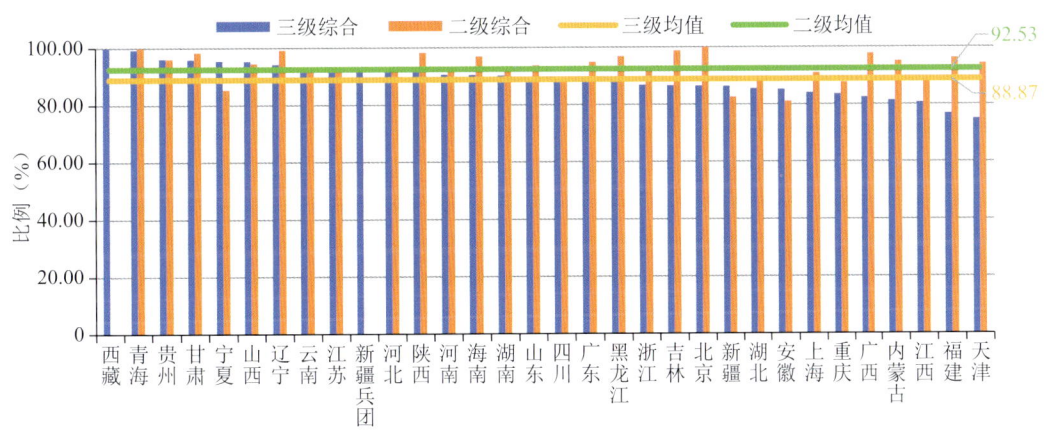

图2-2-18 2022年各省（自治区、直辖市）医院慢阻肺病住院患者进行胸部影像学检查的比例

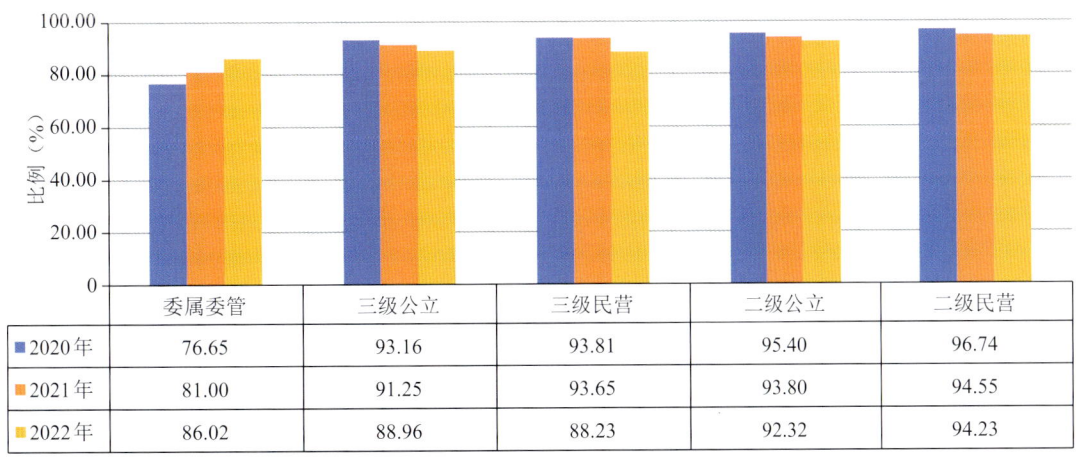

图2-2-19 2020—2022年全国各级各类医院慢阻肺病住院患者进行胸部影像学检查的比例变化

6. 住院患者进行超声心动图检查的比例

2022年全国医院慢阻肺病住院患者进行超声心动图检查的比例均值为71.43%，低于2021年的73.57%（图2-2-20）。其中，三级综合医院的均值为73.29%（委属委管医院为55.65%，三级公立医院为73.90%，三级民营医院为68.02%），高于二级综合医院的68.39%（二级公立医院为68.28%，二级民营医院为69.25%）；各省（自治区、直辖市）中，北京、天津、宁夏、青海、甘肃、河北、云南、海南、陕西、新疆兵团、江苏、山西、浙江、广西、辽宁、新疆、河南及湖北的三级综合医院均值高于全国平均水平，北京、天津、宁夏、青海、甘肃、河北、云南、陕西、浙江、广西、新疆、河南、内蒙古、山东、广东、上海及福建的二级综合医院均值高于全国平均水平（图2-2-21、图2-2-22）。

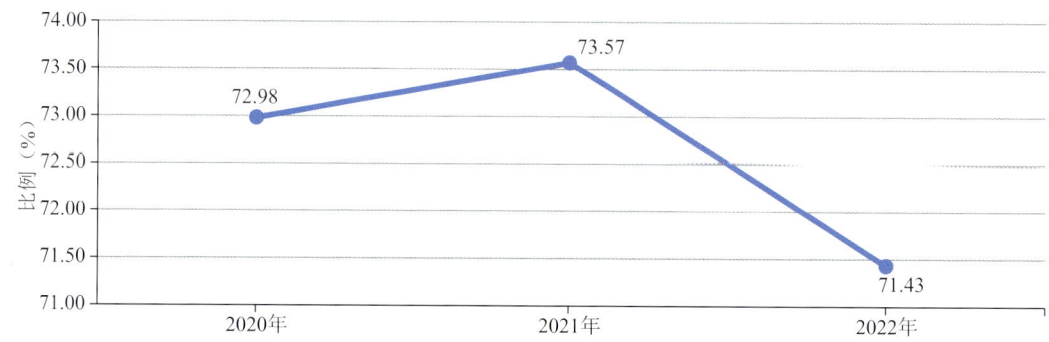

图2-2-20　2020—2022年全国医院慢阻肺病住院患者进行超声心动图检查的比例变化

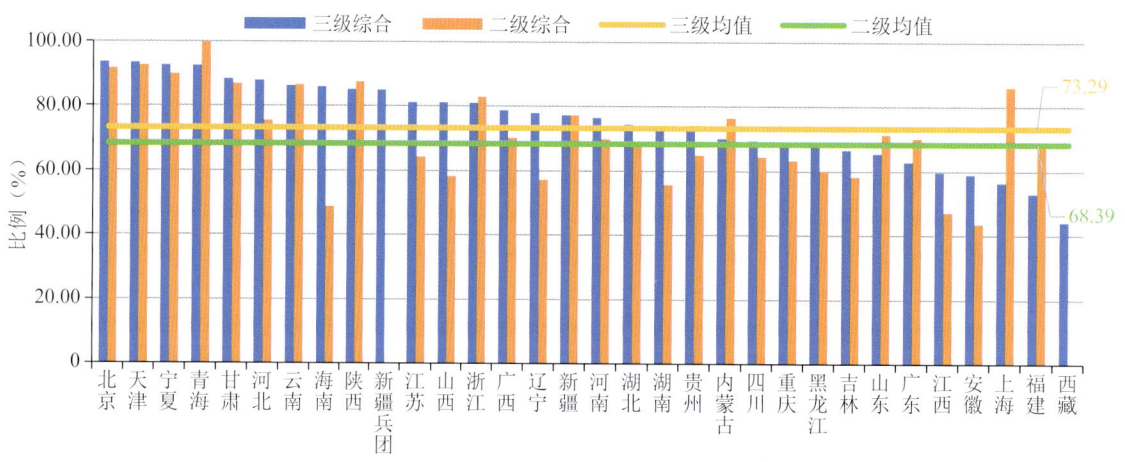

图2-2-21　2022年各省（自治区、直辖市）医院慢阻肺病住院患者进行超声心动图检查的比例

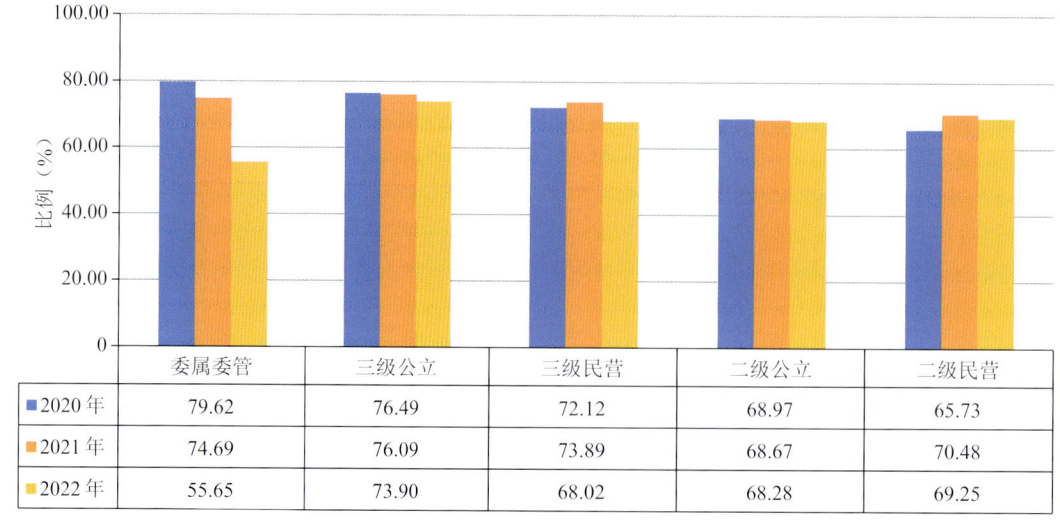

图2-2-22　2020—2022年全国各级各类医院慢阻肺病住院患者进行超声心动图检查的比例变化

7. 住院患者应用雾化吸入治疗的比例

2022年全国医院慢阻肺病住院患者应用雾化吸入治疗的比例均值为85.19%，低于2021年的87.68%（图2-2-23）。其中，三级综合医院的均值为85.76%（委属委管医院为68.21%，三级公立医院为86.20%，三级民营医院为83.93%），高于二级综合医院的84.27%（二级公立医院为84.63%，二级民营医院为81.22%），委属委管医院的比例最低，各级各类医院的比例均较2021年有所下降；各省（自治区、直辖市）中，四川、江苏、山东、贵州、吉林、内蒙古、湖北、湖南、黑龙江、重庆、江西、福建及上海的三级综合医院均值低于全国平均水平；除西藏和新疆兵团无二级综合医院数据外，甘肃、河北、安徽、浙江、四川、江苏、吉林、湖北、黑龙江及江西的二级综合医院均值低于全国平均水平（图2-2-24、图2-2-25）。

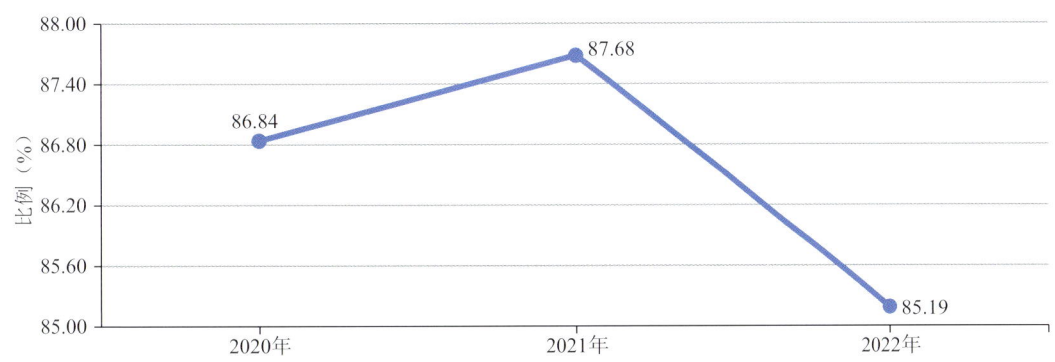

图 2-2-23　2020—2022 年全国医院慢阻肺病住院患者应用雾化吸入治疗的比例变化

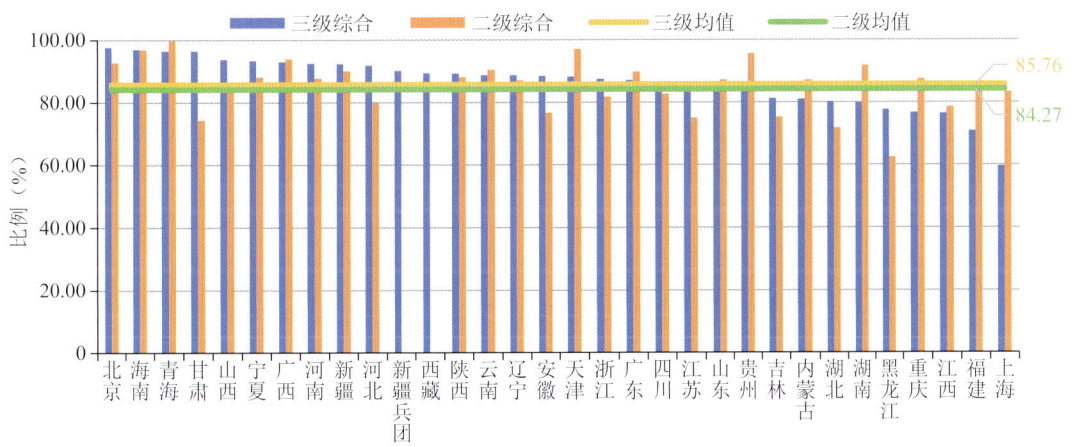

图 2-2-24　2022 年各省（自治区、直辖市）医院慢阻肺病住院患者应用雾化吸入治疗的比例

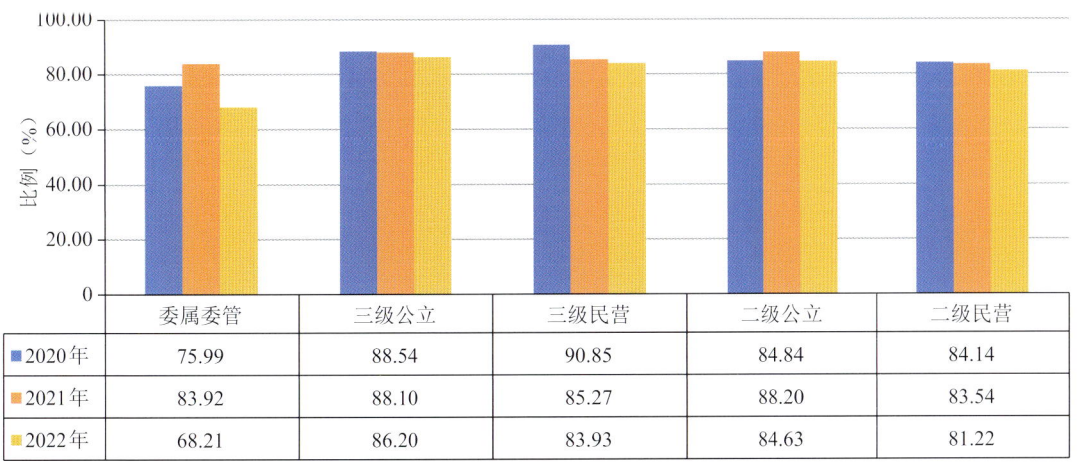

图 2-2-25　2020—2022 年全国各级各类医院慢阻肺病住院患者应用雾化吸入治疗的比例变化

8. 住院患者应用全身糖皮质激素治疗的比例

2022年全国医院慢阻肺病住院患者应用全身糖皮质激素治疗的比例均值为59.19%，高于2021年的57.99%，近3年呈上升趋势（图2-2-26）。其中，三级综合医院为57.86%（委属委管医院为45.64%，三级公立医院为57.97%，三级民营医院为60.28%），低于二级综合医院的61.37%（二级公立医院为61.47%，二级民营医院为60.50%），委属委管医院的比例最低但呈逐年上升趋势；各省（自治区、直辖市）中，河南、江西、甘肃、陕西、北京、福建、重庆、吉林、山西、云南、黑龙江、西藏、贵州、内蒙古、新疆及青海的三级综合医院均值低于全国平均水平，宁夏、河北、浙江、河南、江西、吉林、山西、云南、黑龙江、内蒙古、新疆及青海的二级医院低于全国平均水平（图2-2-27、图2-2-28）。

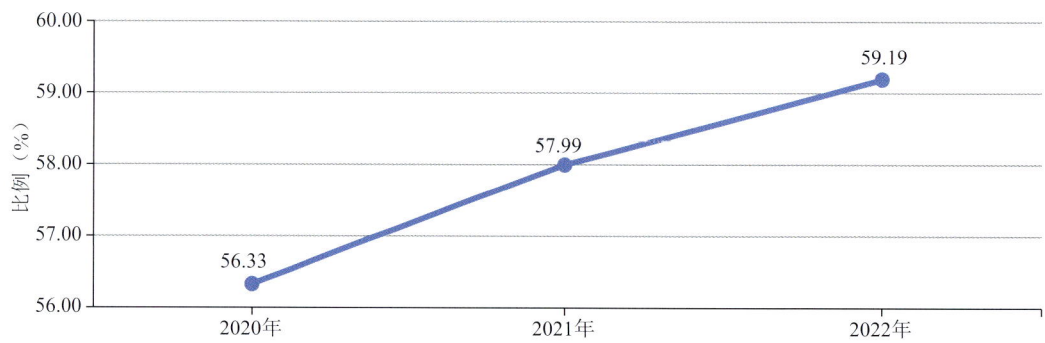

图2-2-26　2020—2022年全国医院慢阻肺病住院患者应用全身糖皮质激素治疗的比例变化

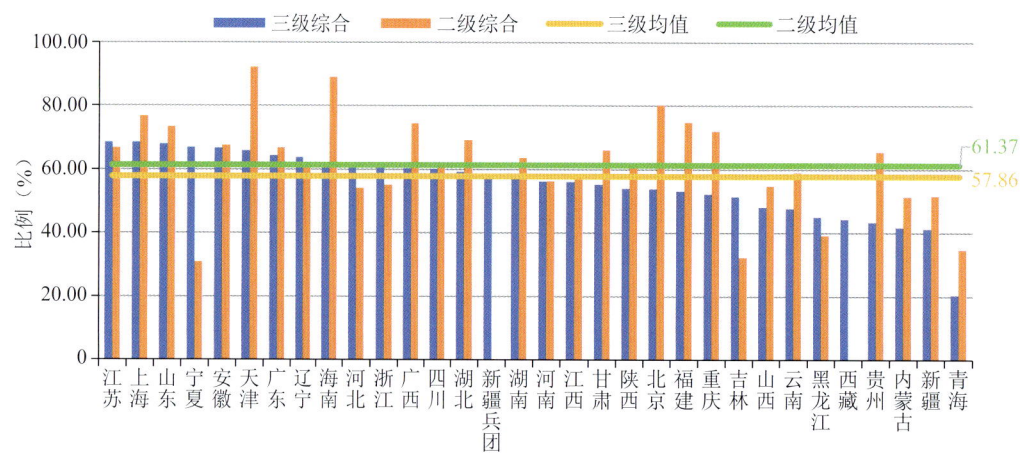

图2-2-27　2022年各省（自治区、直辖市）医院慢阻肺病住院患者应用全身糖皮质激素治疗的比例

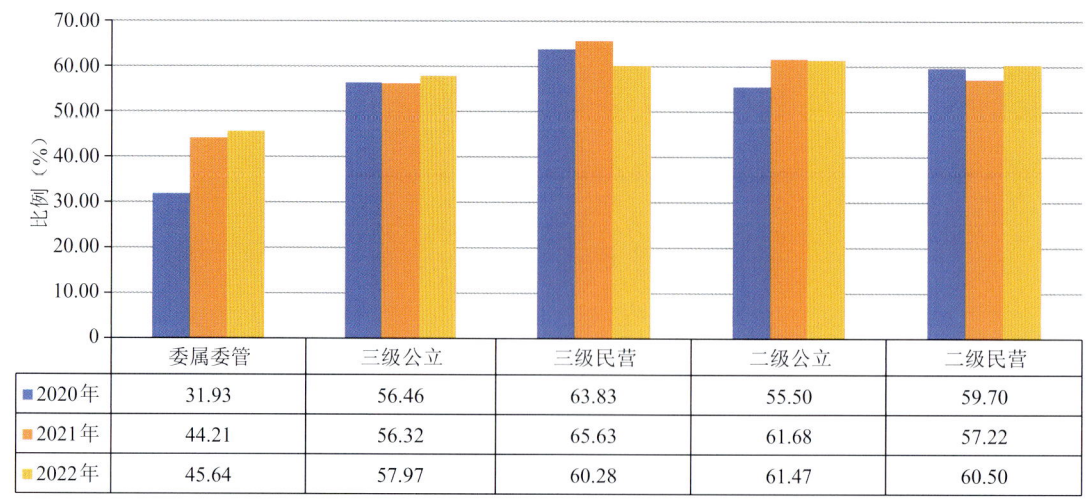

图2-2-28　2020—2022年全国各级各类医院慢阻肺病住院患者应用全身糖皮质激素治疗的比例变化

9. 住院患者出院时开具长期维持吸入药物处方的比例

2022年全国医院慢阻肺病住院患者出院时开具长期维持吸入药物处方的比例均值为80.31%，低于2021年的81.20%（图2-2-29）。其中，三级综合医院的均值为83.35%（委属委管医院为66.15%，三级公立医院为83.71%，三级民营医院为82.84%），高于二级综合医院的75.35%（二级公立医院为75.52%，二级民营医院为73.97%），公立医院总体高于民营医院，但三级公立医院呈逐年下降趋势，委属委管医院较2021年（85.37%）下降，二级民营医院较2021年（62.74%）升高；各省（自治区、直辖市）中，北京、天津、宁夏、陕西、安徽、海南、浙江、内蒙古、甘肃、云南、山西、贵州、重庆、江苏、湖南、湖北及河北的三级综合医院均值高于全国平均水平，宁夏、海南、内蒙古、甘肃、云南、湖北、河北、山东、四川、黑龙江、辽宁、广西、广东及吉林的二级综合医院均值低于全国平均水平（图2-2-30、图2-2-31）。

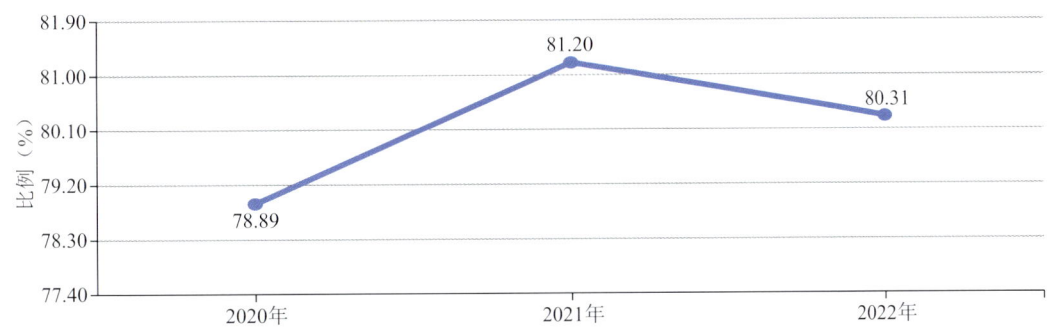

图 2-2-29　2020—2022 年全国医院慢阻肺病住院患者出院时开具长期维持吸入药物处方的比例变化

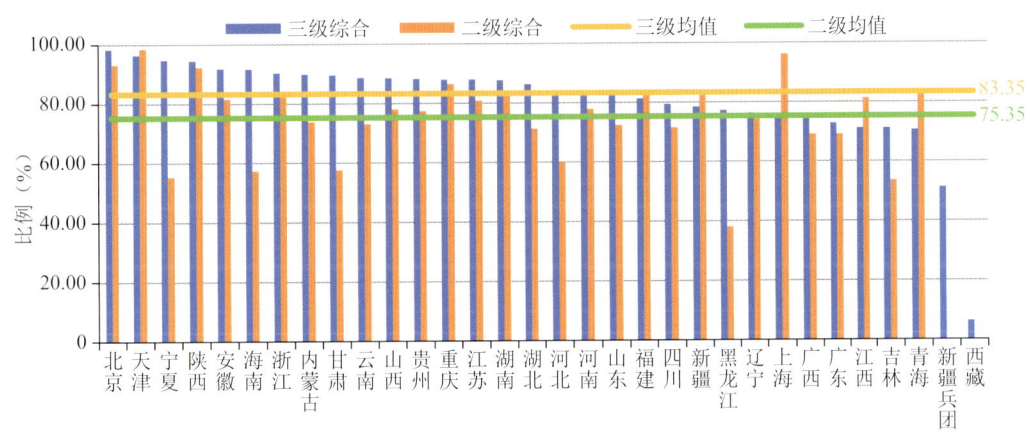

图 2-2-30　2022 年各省（自治区、直辖市）医院慢阻肺病住院患者出院时开具长期维持吸入药物处方的比例

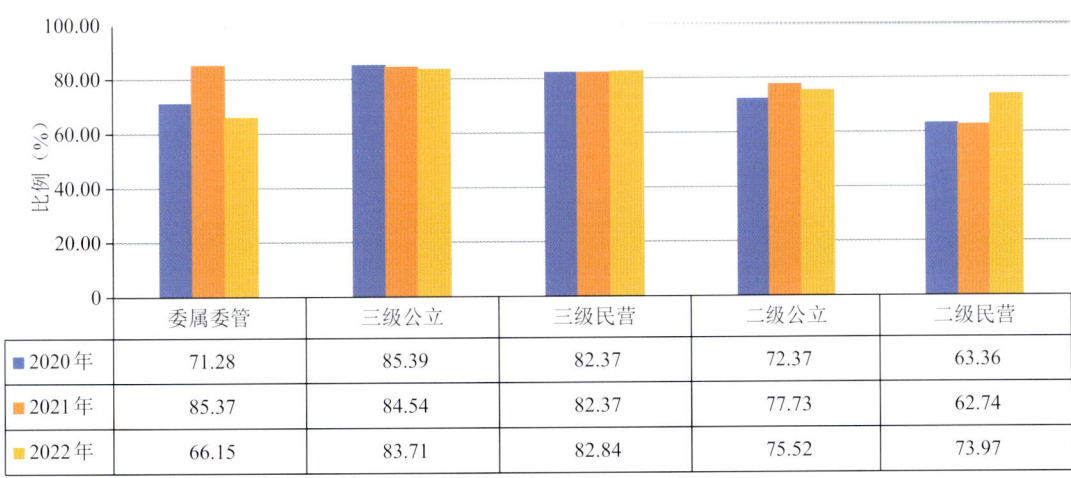

图 2-2-31　2020—2022 年全国各级各类医院慢阻肺病住院患者出院时开具长期维持吸入药物处方的比例变化

二、住院患者诊治过程关键结局的质量控制情况

1. 住院患者仅应用无创机械通气的病死率

2022年全国医院慢阻肺病住院患者仅应用无创机械通气的病死率平均为2.58%，低于2021年的2.70%（图2-2-32）。其中，三级综合医院的均值为2.44%（委属委管医院为2.38%，三级公立医院为2.40%，三级民营医院为3.46%），低于二级综合医院的2.87%（二级公立医院为2.66%，二级民营医院为5.67%），公立医院低于民营医院，三级医院低于二级医院，委属委管医院最低，三级民营医院呈逐年下降趋势；各省（自治区、直辖市）中，新疆兵团、西藏、北京、辽宁、内蒙古、天津、吉林、重庆、黑龙江、河南、四川及新疆的三级综合医院均值高于全国平均水平，北京、辽宁、内蒙古、吉林、重庆、黑龙江、四川、山西、山东、陕西、河北、广东、上海及湖南的二级综合医院均值高于全国平均水平（图2-2-33、图2-2-34）。

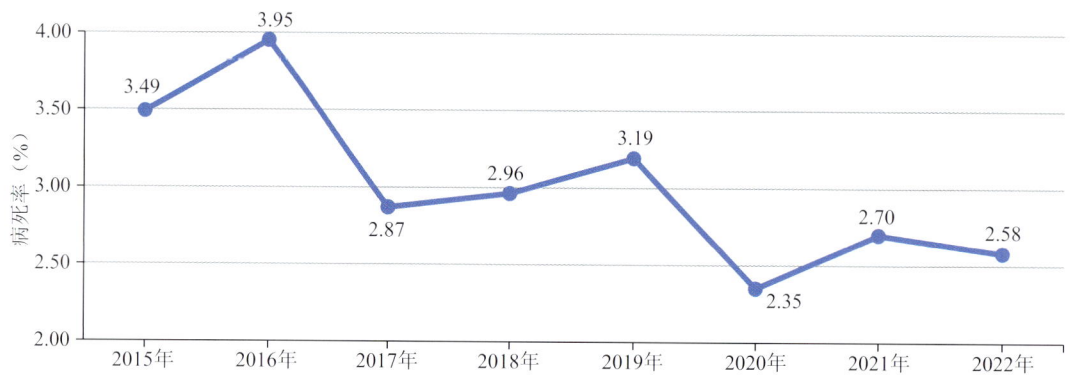

图2-2-32　2015—2022年全国医院慢阻肺病住院患者仅应用无创机械通气的病死率变化

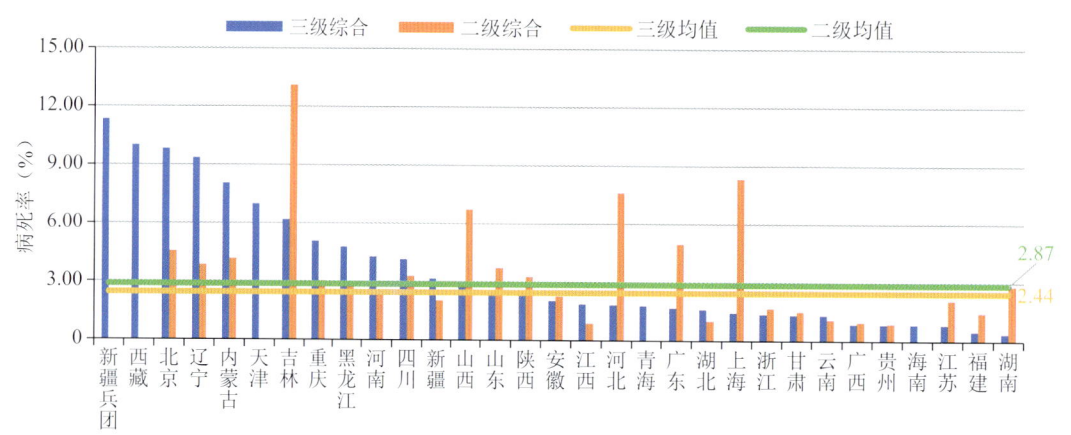

图2-2-33　2022年各省（自治区、直辖市）医院慢阻肺病住院患者仅应用无创机械通气的病死率

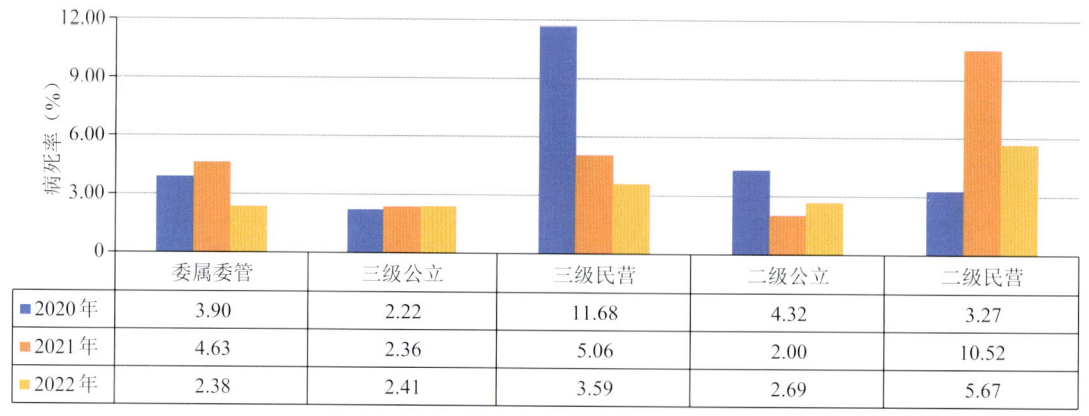

图2-2-34　2020—2022年全国各级各类医院慢阻肺病住院患者仅应用无创机械通气的病死率变化

2. 住院患者仅应用有创机械通气的病死率

2022年全国医院慢阻肺病住院患者仅应用有创机械通气的病死率平均为12.56%，近3年呈下降趋势（图2-2-35）。其中，三级综合医院的均值为11.69%（委属委管医院为10.44%，三级公立医院为11.43%，三级民营医院为18.07%），低于二级综合医院的15.18%（二级公立医院为14.55%，二级民营医院为21.17%），委属委管医院最低，各类三级综合医院近3年均呈下降趋势，二级民营医院较2021年（18.62%）略有上升；各省（自治区、直辖市）中，青海、北京、上海、吉林、甘肃、内蒙古、天津、云南、辽宁、黑龙江、宁夏、山东、海南、陕西、江西、贵州、湖北、重庆及河南的三级综合医院均值高于全国平均水平，上海、内蒙古、云南、辽宁、黑龙江、山东、陕西、江西、湖北、山西、安徽、新疆、广西及浙江的二级综合医院均值高于全国平均水平（图2-2-36～图2-2-38）。

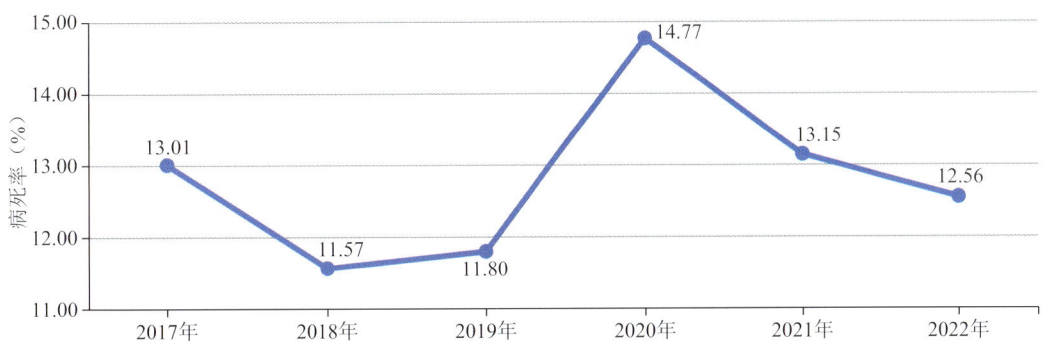

图 2-2-35　2017—2022 年全国医院慢阻肺病住院患者仅应用有创机械通气的病死率变化

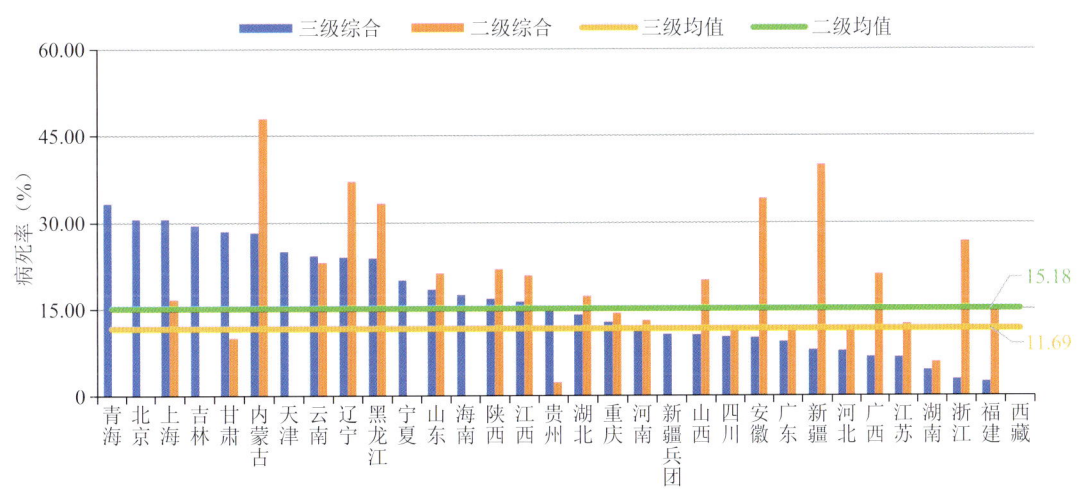

图 2-2-36　2022 年各省（自治区、直辖市）医院慢阻肺病住院患者仅应用有创机械通气的病死率

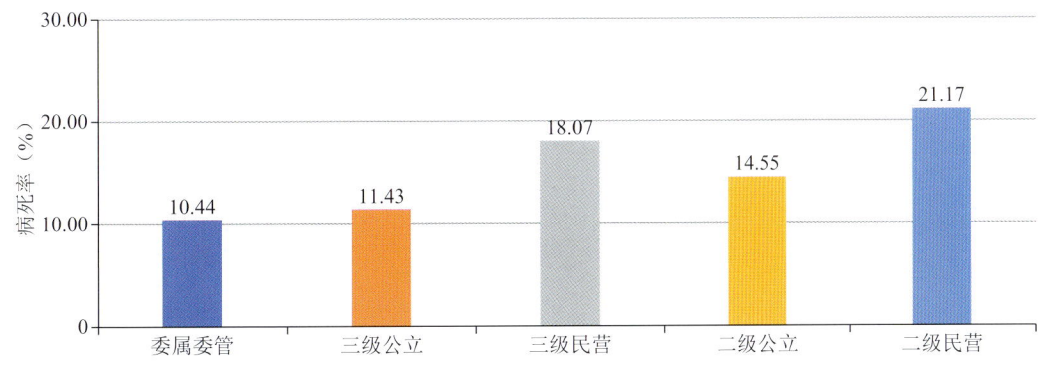

图 2-2-37　2022 年全国各级各类医院慢阻肺病住院患者仅应用有创机械通气的病死率

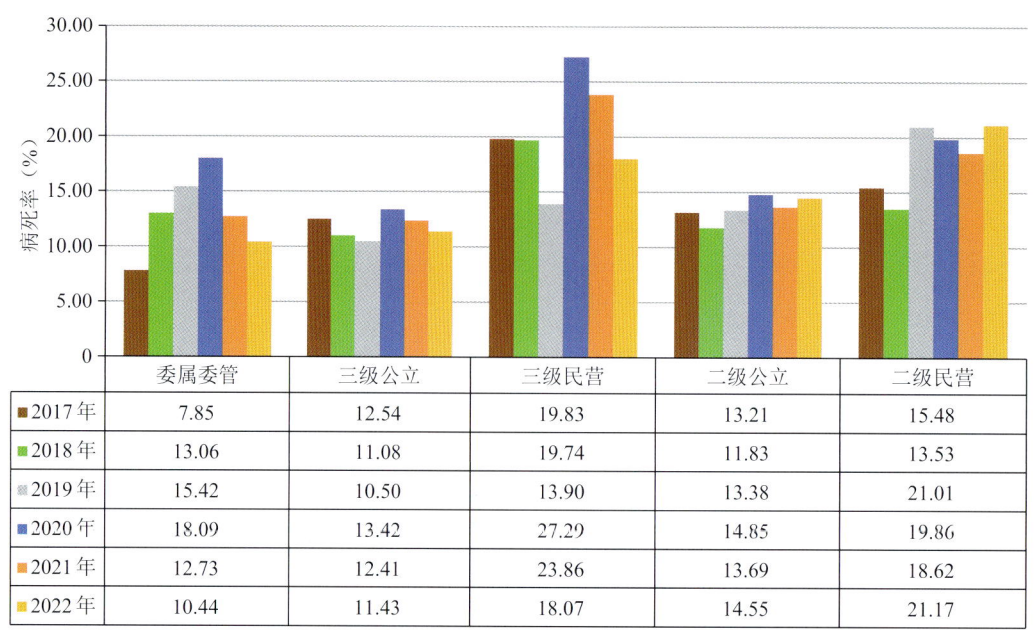

图 2-2-38　2017—2022 年全国各级各类医院慢阻肺病住院患者仅应用有创机械通气的病死率变化

第三节 支气管哮喘

1. 住院患者数量

本次调查的 2015 家医院中共有 1523 家医院完整上报了支气管哮喘（ICD 编码 J45.0、J45.1、J45.9、J46）相关指标数据。2022 年纳入分析的全国医院支气管哮喘住院患者共计 131 858 例，院均 86.58 例（表 2-3-1、图 2-3-1）。其中，三级综合医院的均值为 103.53 例，高于二级综合医院的 69.02 例；委属委管医院最高（104.95 例），三级民营医院最低（51.41 例）（表 2-3-1、图 2-3-2 及图 2-3-3）。除二级民营医院外，各级各类医院院均支气管哮喘住院患者数量均较 2021 年降低（图 2-3-4）。

表 2-3-1　2022 年全国各级各类医院上报支气管哮喘住院患者数量情况

医院级别	医院数（家）	支气管哮喘住院患者总例数（例）	院均支气管哮喘住院患者数量（例）
全国	1523	131 858	86.58
三级综合	788	81 580	103.53
委属委管	20	2099	104.95
三级公立	695	75 728	108.96
三级民营	73	3753	51.41
二级综合	735	50 728	69.02
二级公立	616	42 054	68.27
二级民营	119	8224	69.11

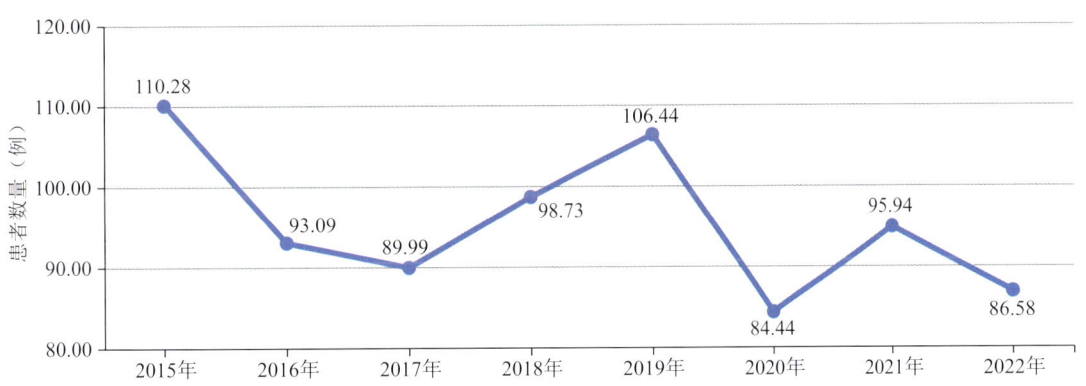

图 2-3-1　2015—2022 年全国医院院均支气管哮喘住院患者数量变化

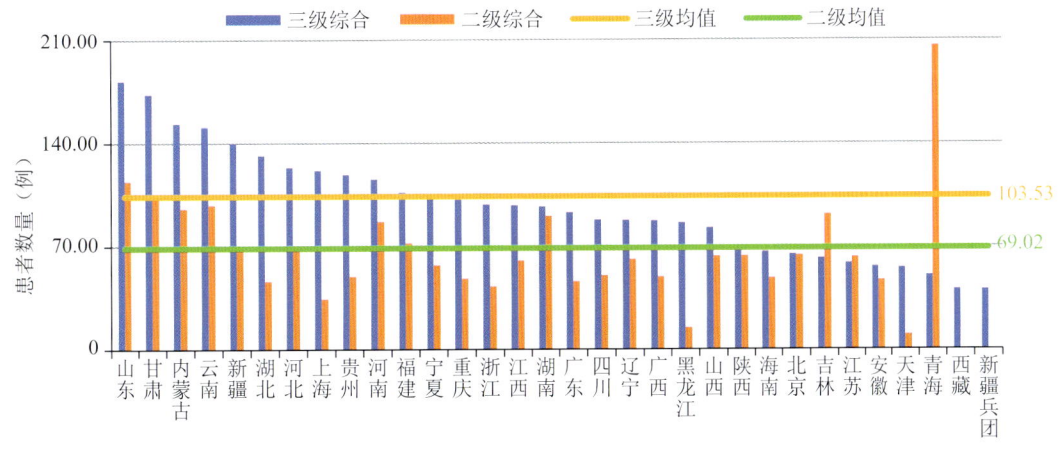

图 2-3-2　2022 年各省（自治区、直辖市）医院院均支气管哮喘住院患者数量

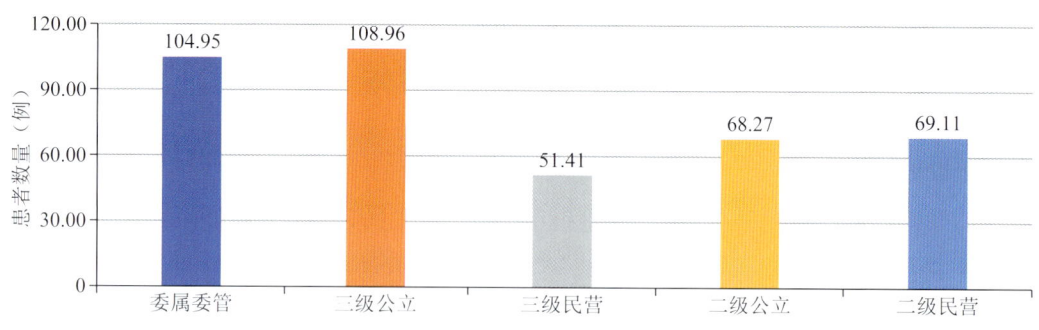

图 2-3-3　2022 年全国各级各类医院院均支气管哮喘住院患者数量

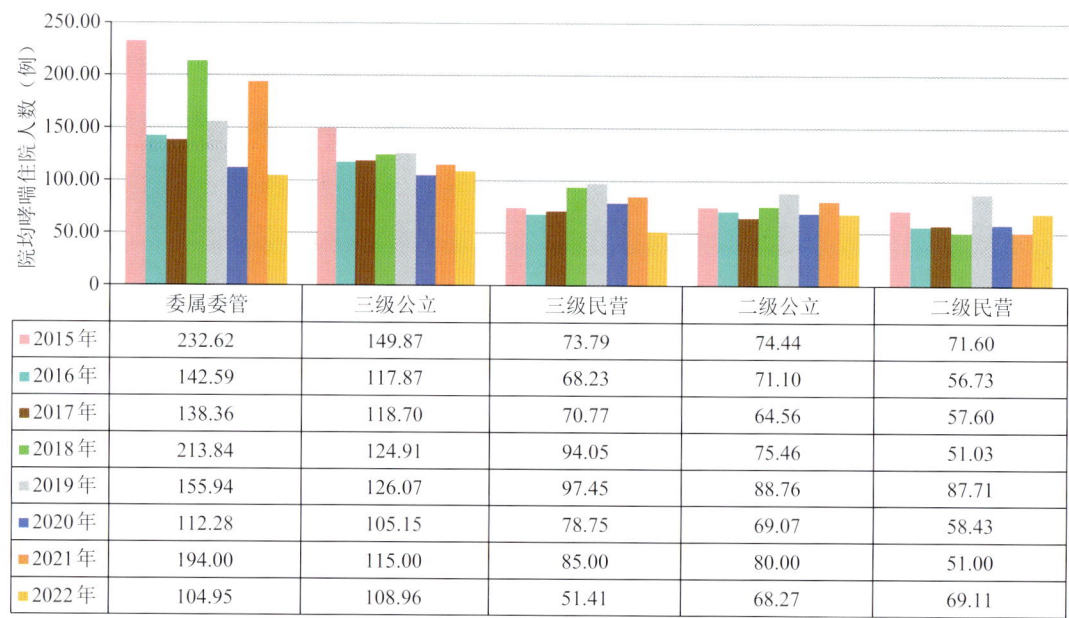

图 2-3-4　2015—2022 年全国各级各类医院院均支气管哮喘住院患者数量变化

2. 住院患者进行血气分析检查的比例

2022 年全国医院支气管哮喘住院患者至少进行 1 次血气分析检查的比例为 81.31%，比 2021 年的 83.99% 有所下降（图 2-3-5）。其中，三级综合医院的均值为 83.21%，低于 2021 年的 86.77%；二级综合医院的均值为 78.23%，低于 2021 年的 78.90%；各省（自治区、直辖市）中，安徽、江西、广东、天津、福建、山东、黑龙江、湖北、上海及西藏的三级综合医院均值低于全国平均水平，山西、青海、甘肃、河北、吉林、江苏、河南、安徽、福建及黑龙江的二级综合医院均值低于全国平均水平（图 2-3-6）。2022 年公立医院的比例高于民营医院；三级公立医院的比例最高（84.02%）；二级民营医院的比例最低（66.23%），但高于 2021 年（63.86%）（图 2-3-7、图 2-3-8）。

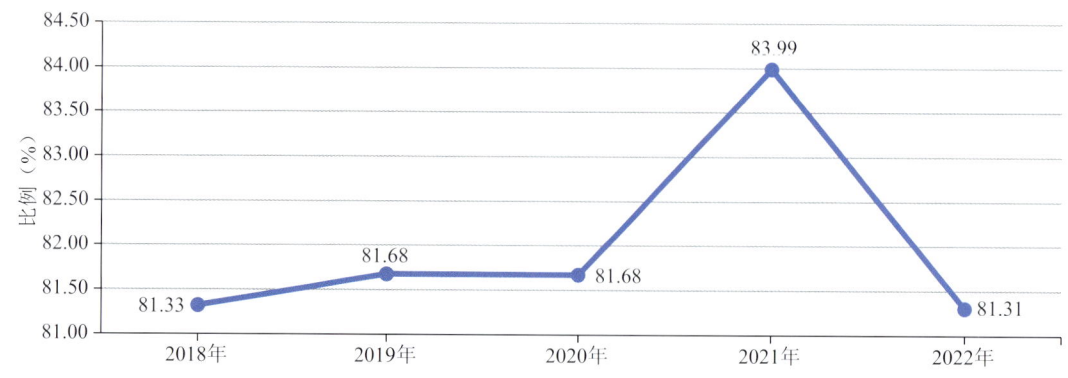

图 2-3-5　2018—2022 年全国医院支气管哮喘住院患者进行血气分析检查的比例变化

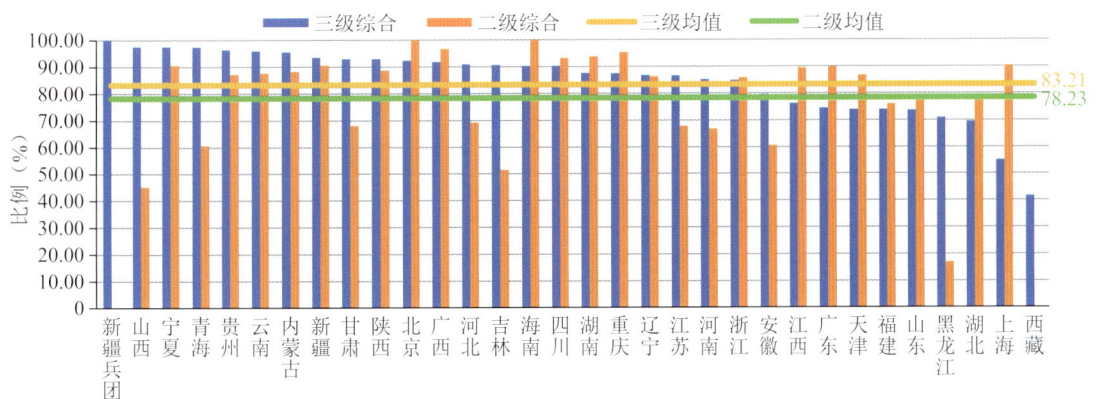

图 2-3-6　2022 年各省（自治区、直辖市）医院支气管哮喘住院患者进行血气分析检查的比例

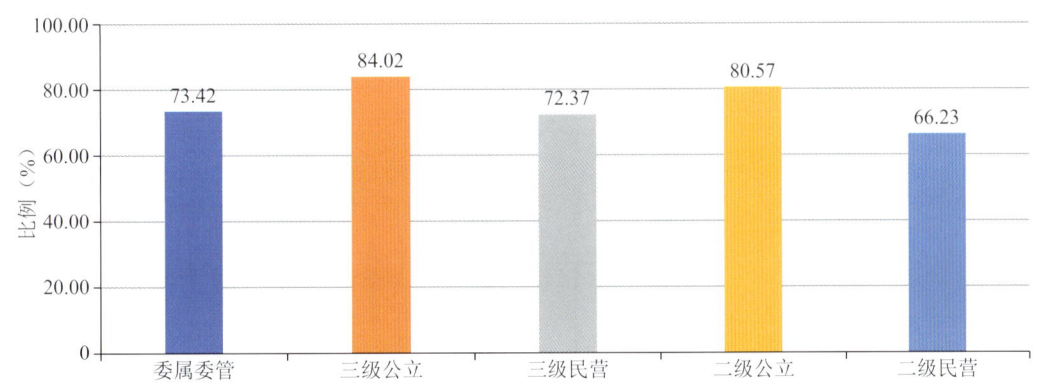

图 2-3-7　2022 年全国各级各类医院支气管哮喘住院患者进行血气分析检查的比例

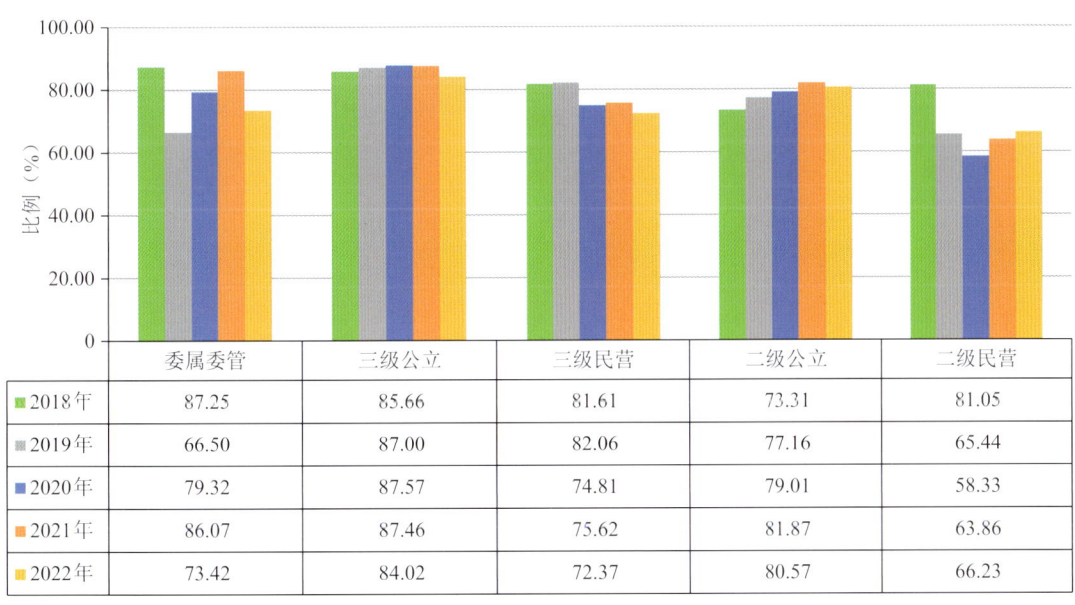

图 2-3-8　2018—2022 年全国各级各类医院支气管哮喘住院患者进行血气分析检查的比例变化

3. 住院患者进行严重程度分级的比例

2022 年全国医院支气管哮喘住院患者进行严重程度分级的比例为 74.91%，低于 2021 年的 75.75%（图 2-3-9）。其中，三级综合医院的均值为 77.38%，低于 2021 年的 79.25%；二级综合医院的均值为 70.91%，高于 2021 年的 69.34%；委属委管医院的比例最高（81.85%），二级民营医院的比例最低（58.23%）；各省（自治区、直辖市）中，河北、辽宁、重庆、湖北、福建、海南、广西、陕西、云南、湖南、山东、

黑龙江及西藏的三级综合医院均值低于全国平均水平，山西、天津、河南、宁夏、新疆、甘肃、青海、河北、辽宁、重庆、湖北、海南、云南及黑龙江的二级综合医院均值低于全国平均水平（图2-3-10、图2-3-11）。

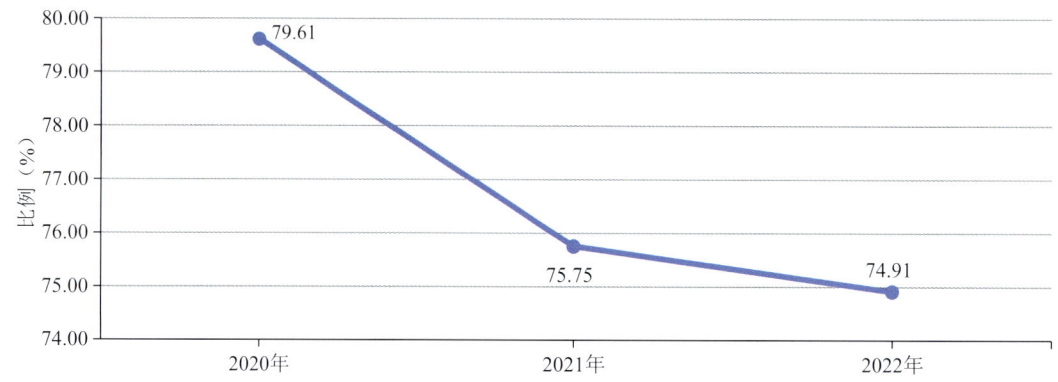

图2-3-9　2020—2022年全国医院支气管哮喘住院患者进行严重程度分级的比例变化

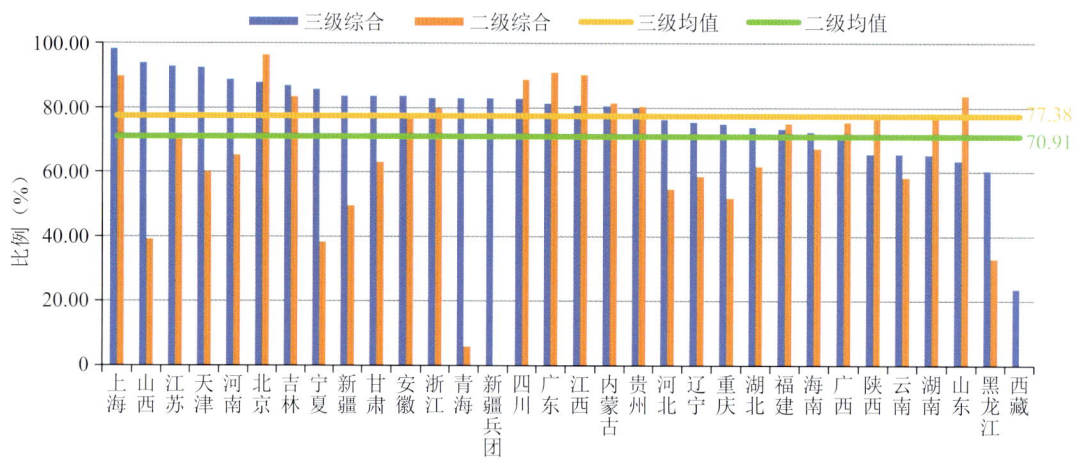

图2-3-10　2022年各省（自治区、直辖市）医院支气管哮喘住院患者进行严重程度分级的比例

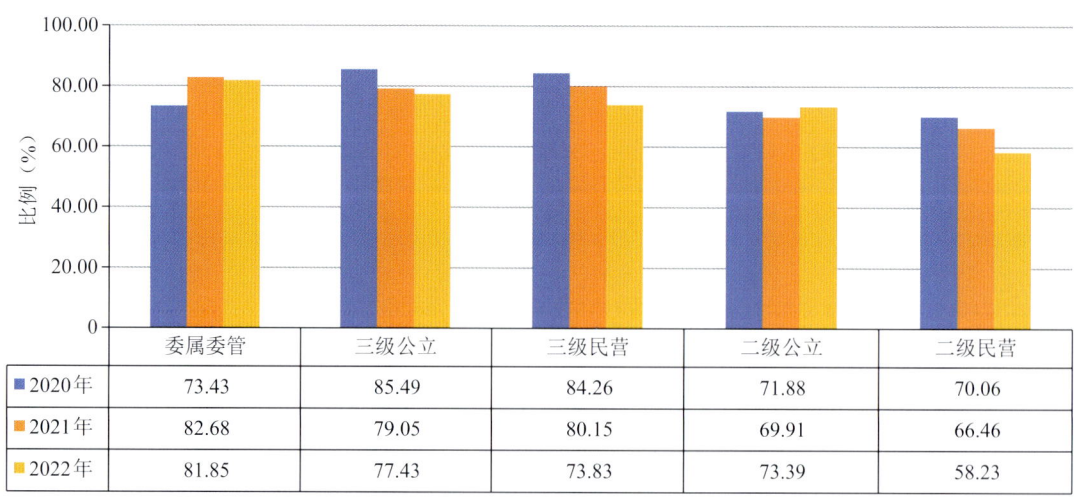

图2-3-11　2020—2022年全国各级各类医院支气管哮喘住院患者进行严重程度分级的比例变化

4. 住院患者进行肺功能检查的比例

2022年全国医院支气管哮喘住院患者进行肺功能检查的比例为72.28%（图2-3-12）。其中，三级综合医院的均值为74.32%，低于2021年的78.51%；二级综合医院的均值为68.97%，低于2021年的70.58%；三级公立医院的比例最高（74.44%），二级民营医院的比例最低（59.03%）；各省（自治区、直

辖市）中，辽宁、山东、安徽、海南、重庆、新疆、黑龙江、广东、福建及上海的三级综合医院均值低于全国平均水平，青海、吉林、天津、江苏、河南、山西、四川、湖北、宁夏、安徽、黑龙江及福建的二级综合医院均值低于全国水平（图2-3-13、图2-3-14）。提高肺功能检查率、规范化诊疗是哮喘病种培训的重点。

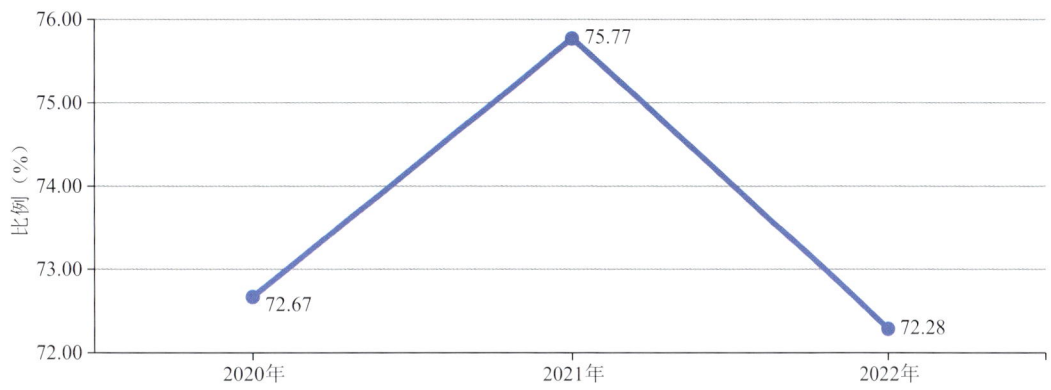

图2-3-12　2020—2022年全国医院支气管哮喘住院患者进行肺功能检查的比例变化

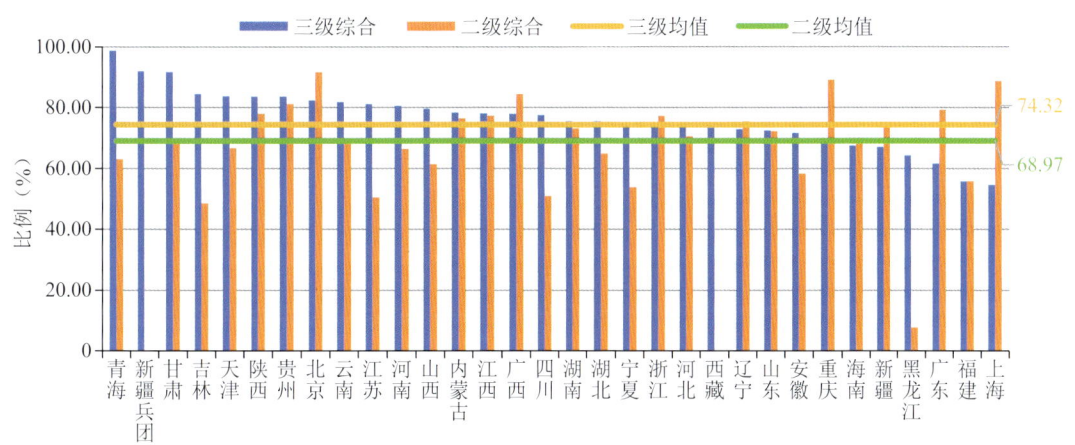

图2-3-13　2022年各省（自治区、直辖市）医院支气管哮喘住院患者进行肺功能检查的比例

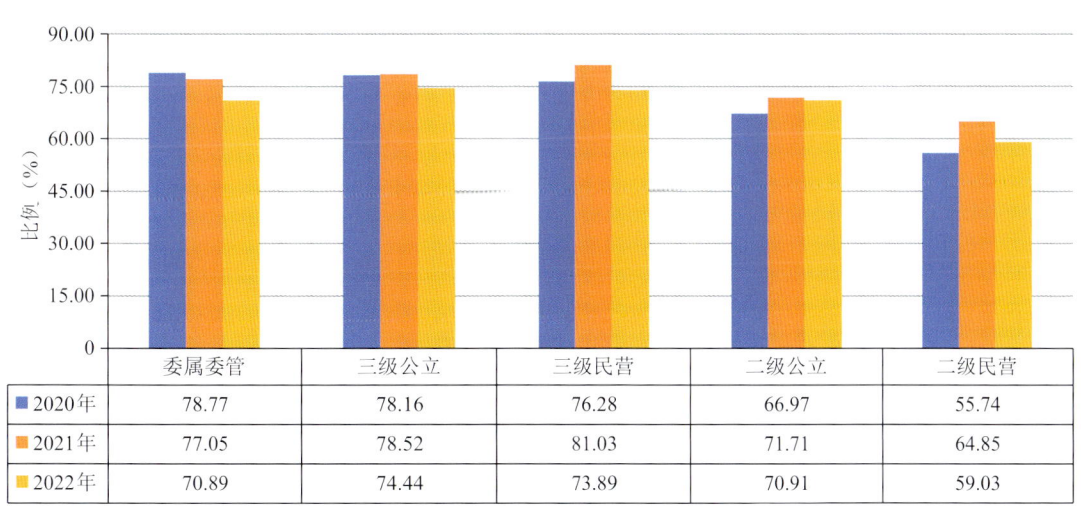

图2-3-14　2020—2022年全国各级各类医院支气管哮喘住院患者进行肺功能检查的比例变化

5. 住院患者进行血清总 IgE 检测的比例

2022年全国医院支气管哮喘住院患者进行血清总 IgE 检测的比例为45.60%，高于2021年的42.12%

（图2-3-15）。其中，三级综合医院的均值为52.09%，高于2021年的48.88%；二级综合医院的均值为35.07%，高于2021年的29.79%；委属委管医院的比例最高（62.55%）且明显高于其他类别医院，二级民营医院的比例最低（26.62%）；各省（自治区、直辖市）中，吉林、河南、安徽、云南、内蒙古、四川、重庆、海南、新疆、湖南、黑龙江、西藏、贵州、甘肃的三级综合医院均值低于全国平均水平，广西、河北、湖北、山西、河南、安徽、内蒙古、四川、重庆、海南、新疆、黑龙江、贵州及甘肃的二级综合医院均值低于全国平均水平，青海、宁夏、新疆兵团及西藏无二级综合医院数据（图2-3-16、图2-3-17）。

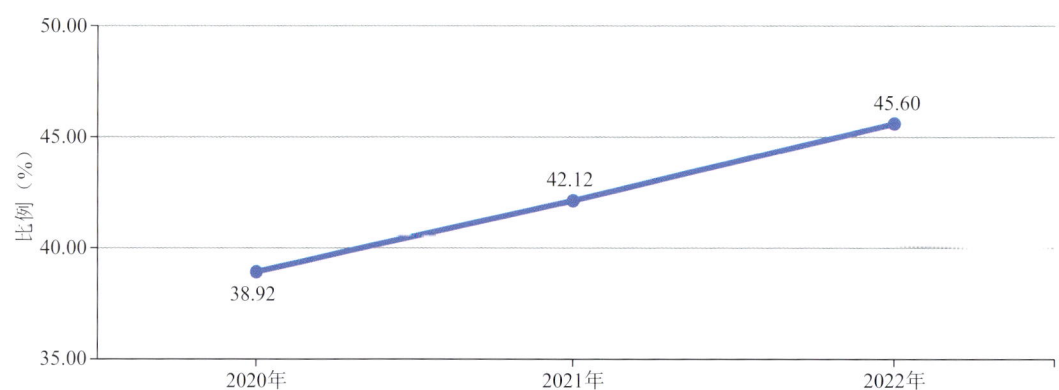

图2-3-15　2020—2022年全国医院支气管哮喘住院患者进行血清总IgE检测的比例变化

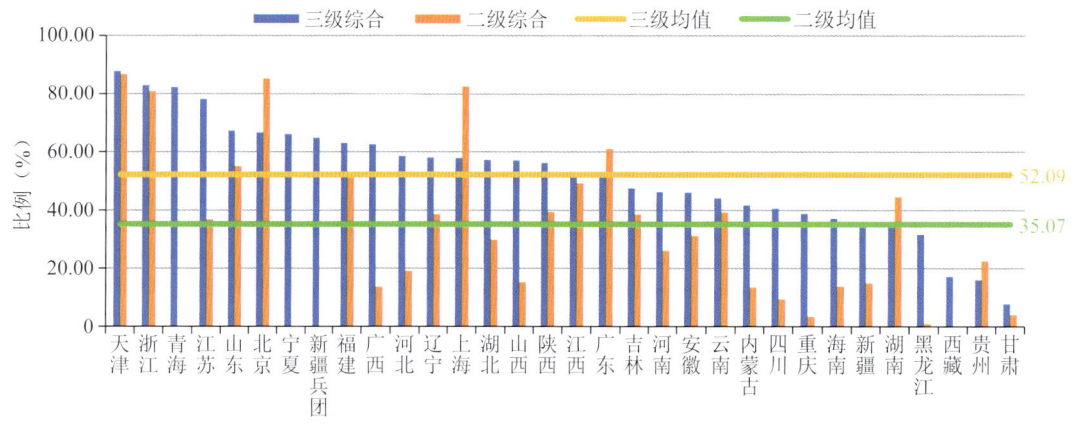

图2-3-16　2022年各省（自治区、直辖市）医院支气管哮喘住院患者进行血清总IgE检测的比例

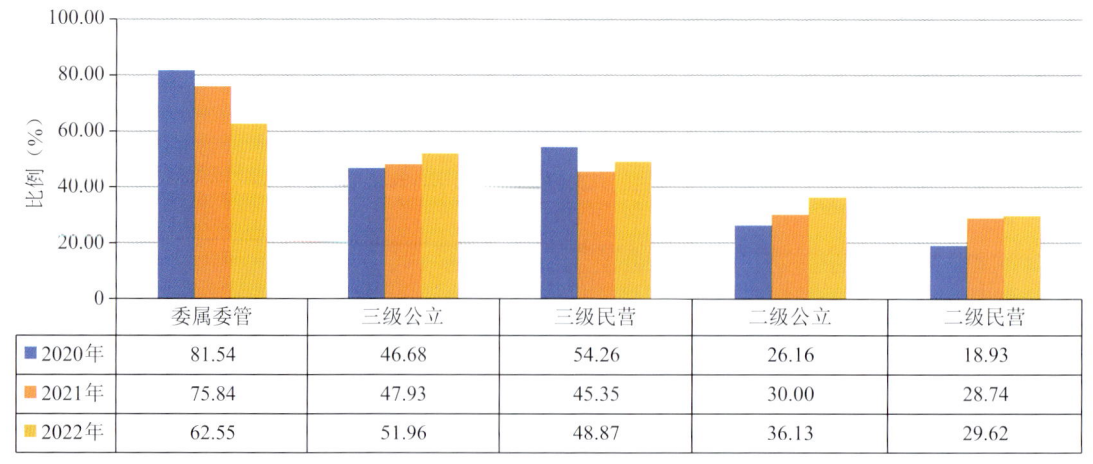

图2-3-17　2020—2022年全国各级各类医院支气管哮喘住院患者进行血清总IgE检测的比例变化

6. 住院患者应用雾化吸入支气管扩张剂治疗的比例

2022年全国医院支气管哮喘住院患者应用雾化吸入支气管扩张剂治疗的比例为88.35%（图2-3-18）。

其中，三级综合医院的均值为88.51%，低于2021年的90.02%；二级综合医院的均值为88.26%，低于2021年的90.21%；二级公立医院的比例最高（90.76%），委属委管医院的比例最低（74.51%）；各省（自治区、直辖市）中，新疆兵团、山东、浙江、北京、重庆、江西、广东、天津、福建、西藏、新疆、黑龙江及上海的三级综合医院均值低于全国平均水平，河南、江苏、吉林、湖北、河北、海南、陕西、江西、天津、黑龙江、上海的二级综合医院均值低于全国平均水平，新疆兵团及西藏无二级综合医院数据（图2-3-19、图2-3-20）。

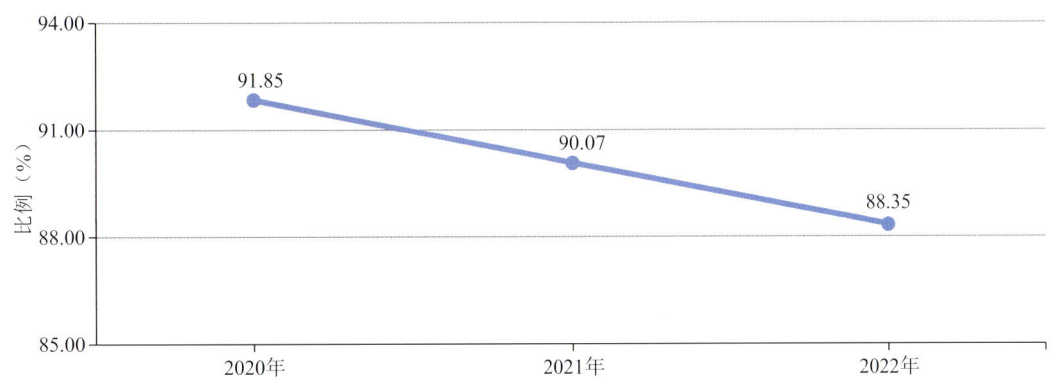

图2-3-18　2020—2022年全国医院支气管哮喘住院患者应用雾化吸入支气管扩张剂治疗的比例变化

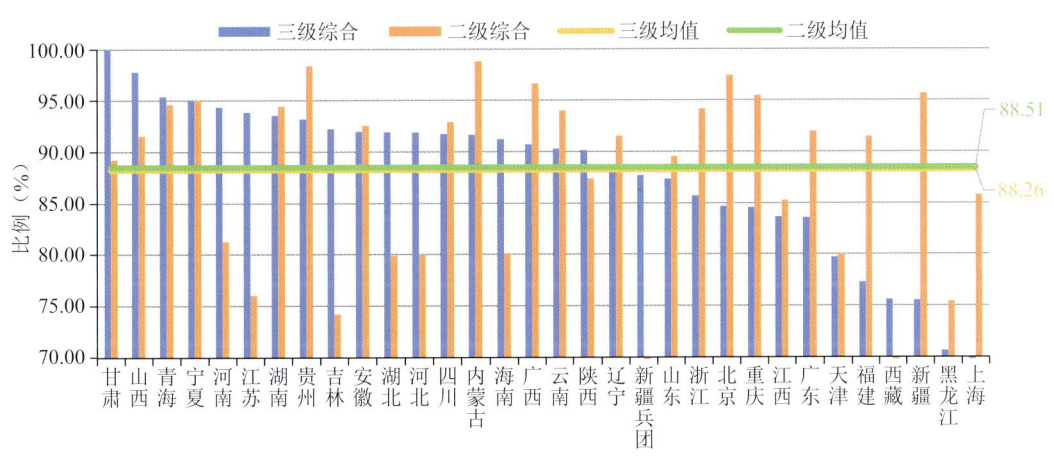

图2-3-19　2022年各省（自治区、直辖市）医院支气管哮喘住院患者应用雾化吸入支气管扩张剂治疗的比例

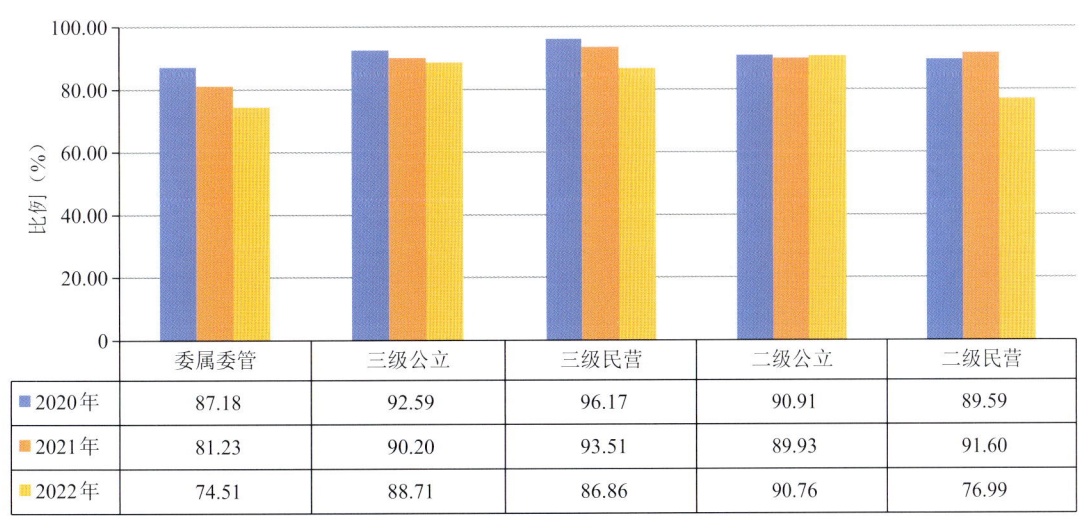

图2-3-20　2020—2022年全国各级各类医院支气管哮喘住院患者应用雾化吸入支气管扩张剂治疗的比例变化

7. 住院患者应用雾化糖皮质激素治疗的比例

2022年全国医院支气管哮喘住院患者应用雾化糖皮质激素治疗的比例为87.68%，低于2021年的89.00%（图2-3-21）。其中，三级综合医院的均值为88.47%，低于2021年的90.89%；二级综合医院的均值为86.39%，高于2021年的85.53%，各类二级综合医院均较2021年略有增加；三级民营医院最高（90.75%），委属委管医院最低（74.70%）；各省（自治区、直辖市）中，山东、江西、浙江、海南、黑龙江、重庆、广东、新疆兵团、福建、天津、上海及西藏的三级综合医院均值低于全国平均水平，甘肃、青海、江苏、河南、吉林、湖北、陕西、河北、山东及黑龙江的二级综合医院均值低于全国水平，新疆兵团及西藏无二级综合医院数据（图2-3-22～图2-3-24）。

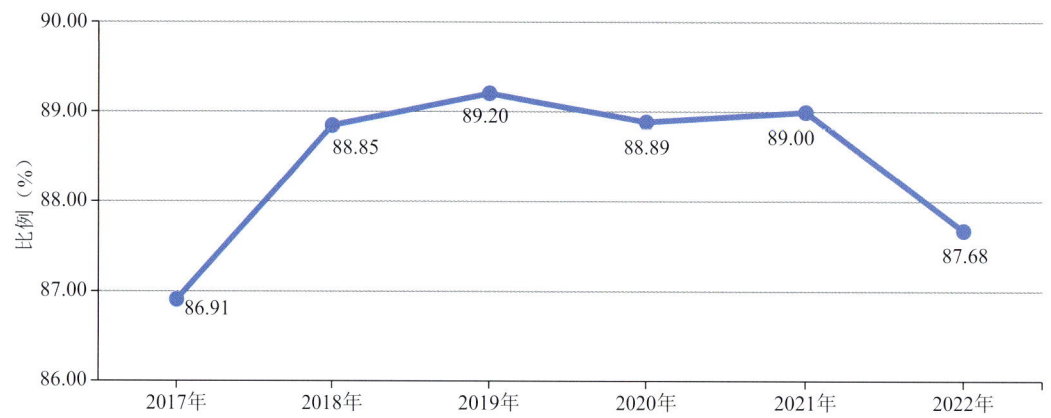

图2-3-21　2017—2022年全国医院支气管哮喘住院患者应用雾化糖皮质激素治疗的比例变化

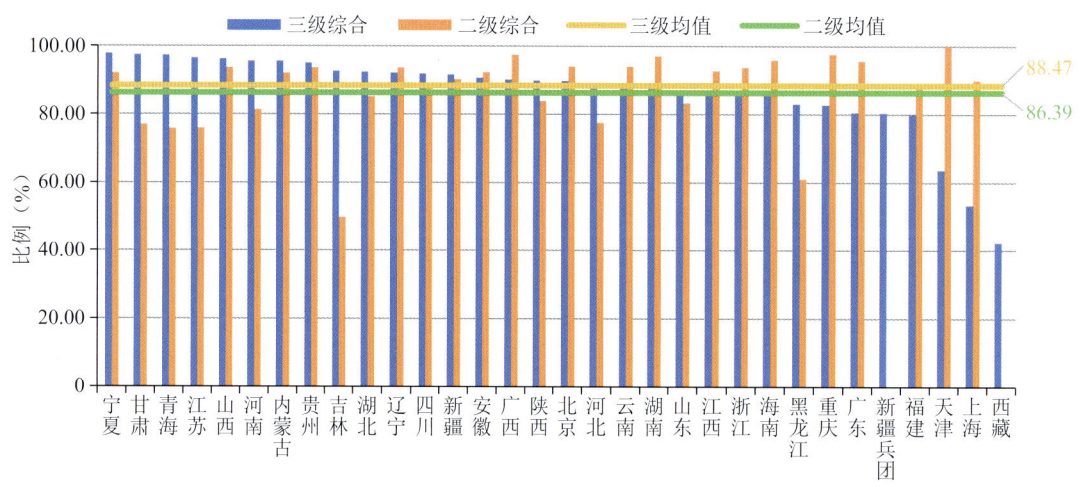

图2-3-22　2022年各省（自治区、直辖市）医院支气管哮喘住院患者应用雾化糖皮质激素治疗的比例

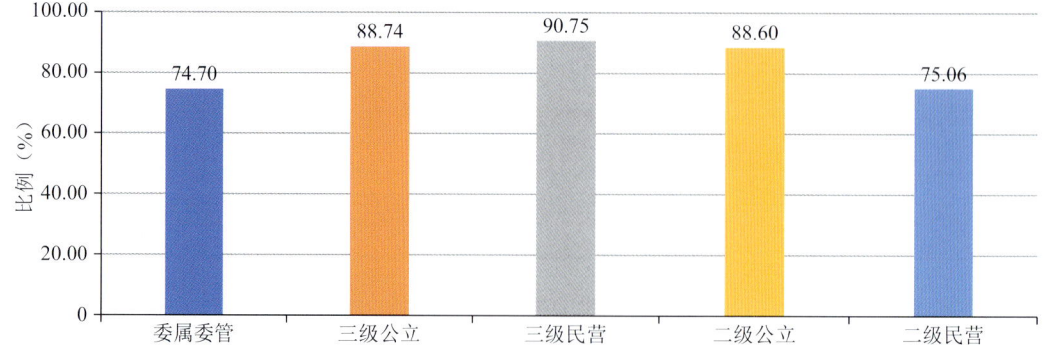

图2-3-23　2022年全国各级各类医院支气管哮喘住院患者应用雾化糖皮质激素治疗的比例

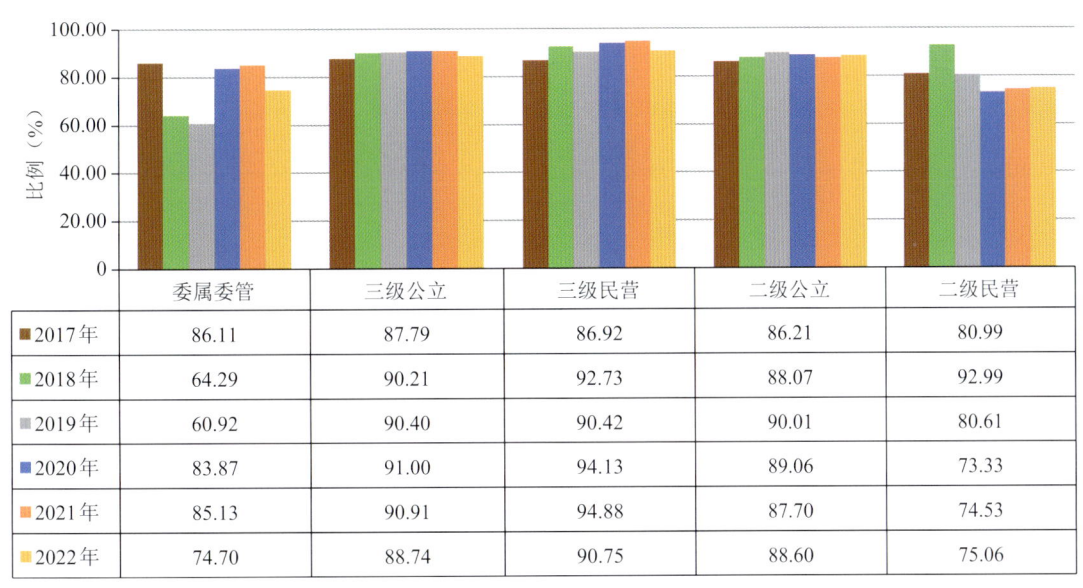

	委属委管	三级公立	三级民营	二级公立	二级民营
2017年	86.11	87.79	86.92	86.21	80.99
2018年	64.29	90.21	92.73	88.07	92.99
2019年	60.92	90.40	90.42	90.01	80.61
2020年	83.87	91.00	94.13	89.06	73.33
2021年	85.13	90.91	94.88	87.70	74.53
2022年	74.70	88.74	90.75	88.60	75.06

图 2-3-24　2017—2022 年全国各级各类医院支气管哮喘住院患者应用雾化糖皮质激素治疗的比例变化

8. 住院患者应用全身糖皮质激素治疗的比例

2022 年全国医院支气管哮喘住院患者应用全身糖皮质激素治疗的比例为 63.29%（图 2-3-25）。其中，三级综合医院的均值为 61.68%，低于二级综合医院的 65.89%；各省（自治区、直辖市）中，辽宁、湖北、吉林、陕西、北京、广东、四川、内蒙古、河南、天津、上海、云南、新疆、新疆兵团及西藏的三级综合医院均值低于全国平均水平；山东、山西、河北、青海、海南、黑龙江、辽宁、吉林、北京、河南、云南、新疆的二级综合医院均值低于全国水平，新疆兵团、西藏无二级医院数据（图 2-3-26）。委属委管医院的比例最低（52.45%），二级公立医院的比例最高（66.98%）；委属委管、二级公立及二级民营医院的比例均比 2021 年有所上升（图 2-3-27、图 2-3-28）。

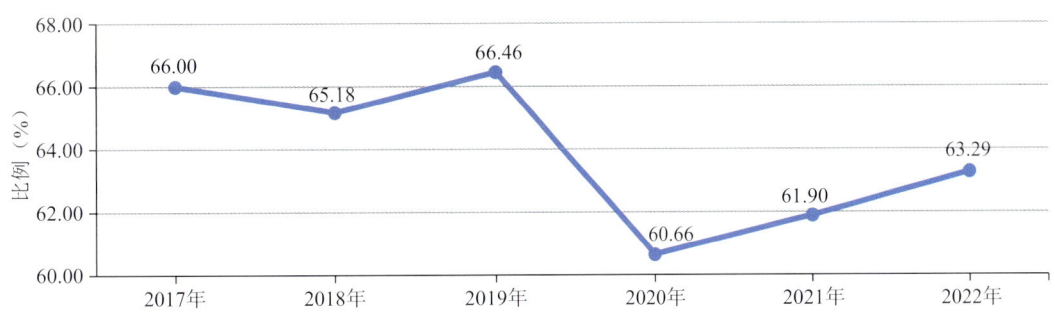

图 2-3-25　2017—2022 年全国医院支气管哮喘住院患者应用全身糖皮质激素治疗的比例变化

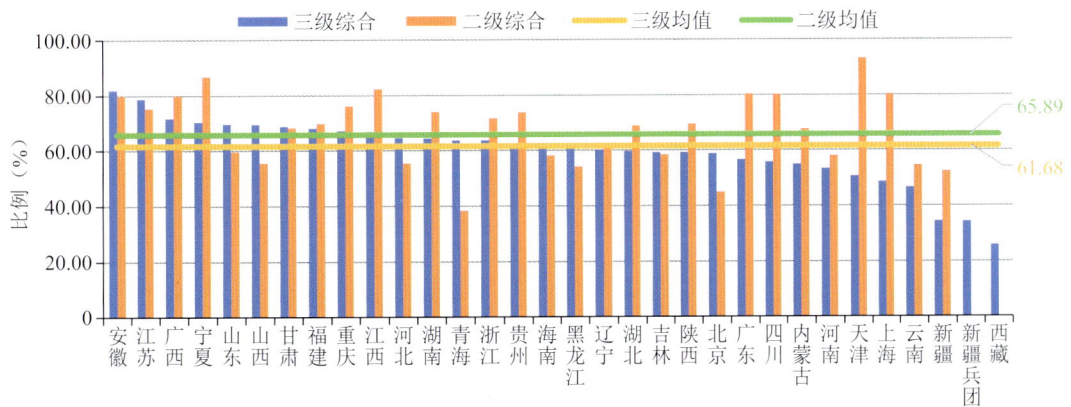

图 2-3-26　2022 年各省（自治区、直辖市）医院支气管哮喘住院患者应用全身糖皮质激素治疗的比例

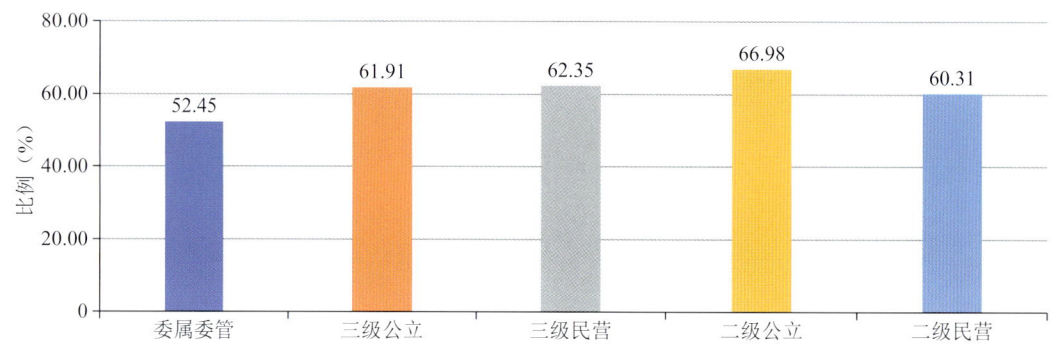

图 2-3-27　2022 年全国各级各类医院支气管哮喘住院患者应用全身糖皮质激素治疗的比例

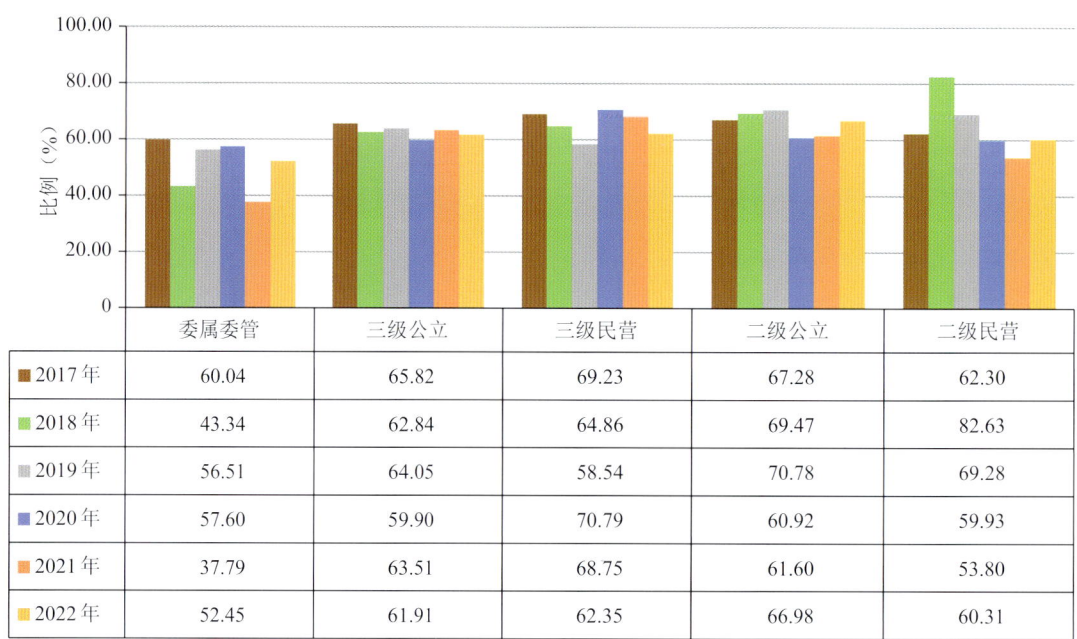

图 2-3-28　2017—2022 年全国各级各类医院支气管哮喘住院患者应用全身糖皮质激素治疗的比例变化

9. 住院患者应用抗菌药物治疗的比例

2022 年全国医院支气管哮喘住院患者应用抗菌药物治疗的比例为 63.82%，高于 2021 年的 61.78%（图 2-3-29）。其中，三级综合医院的均值为 62.94%，略高于 2021 年的 62.85%；二级综合医院的均值为 65.24%，高于 2021 年的 59.65%；三级民营医院的比例最高（77.43%），三级公立医院的比例最低（62.20%），公立医院低于民营医院；各省（自治区、直辖市）中，江苏、广东、江西、吉林、湖南、内蒙古、河南、湖北、云南、重庆、青海、新疆、新疆兵团、浙江、甘肃、上海、西藏及宁夏的三级综合医院均值低于全国平均水平，福建、贵州、北京、山东、湖北、云南、青海、新疆、浙江及甘肃的二级综合医院均值低于全国平均水平，新疆兵团及西藏无二级综合医院数据（图 2-3-30、图 2-3-31）。

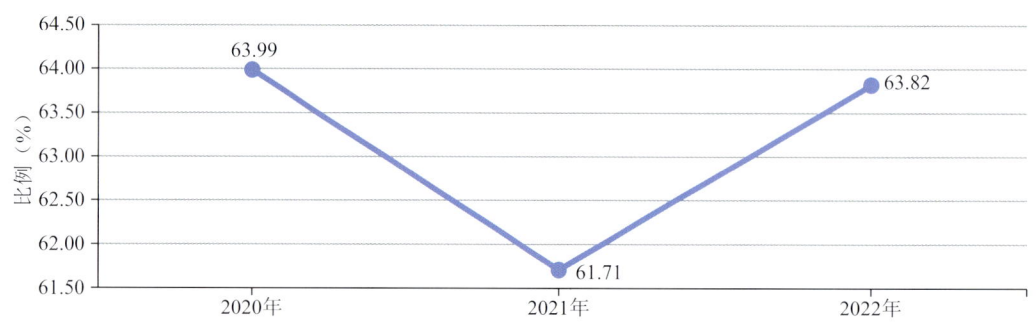

图 2-3-29　2020—2022 年全国医院支气管哮喘住院患者应用抗菌药物治疗的比例变化

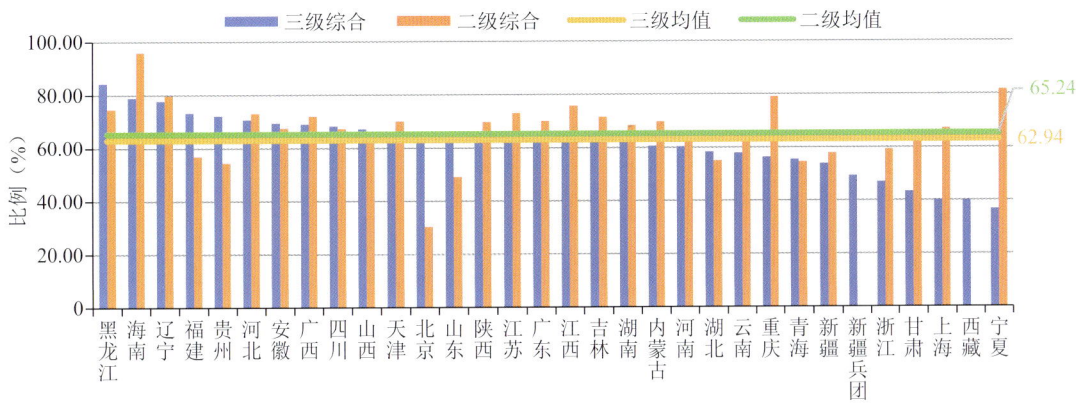

图 2-3-30　2022 年各省（自治区、直辖市）医院支气管哮喘住院患者应用抗菌药物治疗的比例

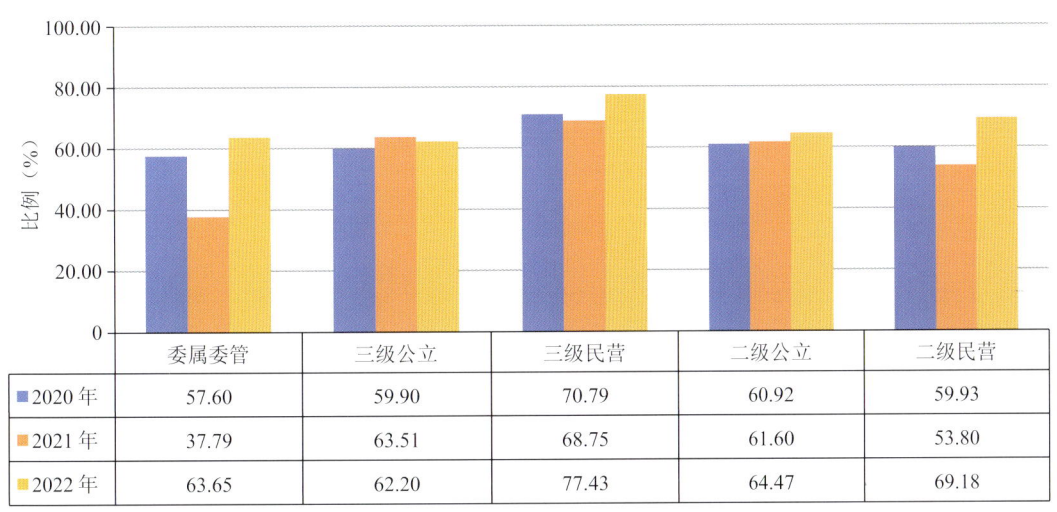

图 2-3-31　2020—2022 年全国各级各类医院支气管哮喘住院患者应用抗菌药物治疗的比例变化

10. 住院患者应用无创机械通气的比例

2022 年全国医院支气管哮喘住院患者应用无创机械通气的比例为 7.72%（图 2-3-32）。其中，三级综合医院的均值为 7.55%，低于二级综合医院的 8.00%；各省（自治区、直辖市）中，安徽、广东、山西、山东、青海、江苏、内蒙古、海南、陕西、浙江、广西、河北、新疆兵团、甘肃、宁夏、黑龙江、上海及天津的三级综合医院均值低于全国平均水平，吉林、云南、四川、福建、辽宁、新疆、河南、安徽、山西、山东、青海、江苏、海南、浙江、广西、甘肃、宁夏、黑龙江、上海及天津的二级综合医院均值低于全国平均水平，新疆兵团及西藏无二级医院数据（图 2-3-33）。委属委管医院的比例最高（10.15%），二级民营医院的比例最低（4.32%），但均较 2021 年下降（图 2-3-34、图 2-3-35）。

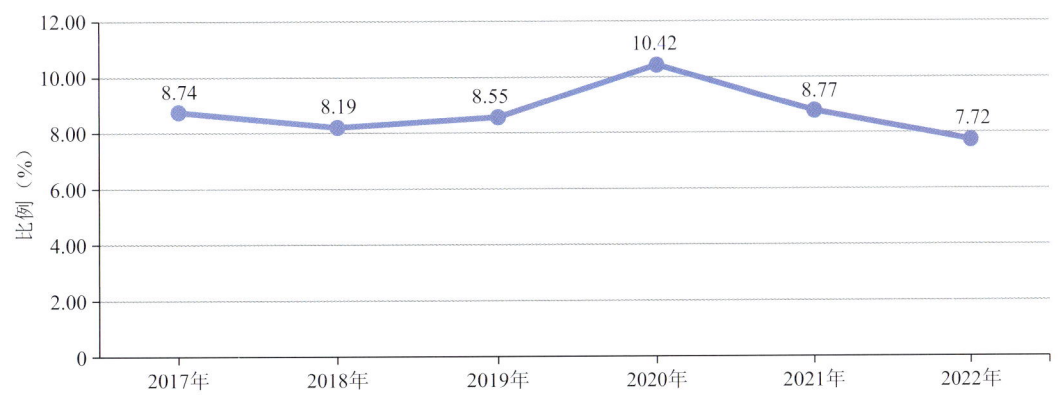

图 2-3-32　2017—2021 年全国医院支气管哮喘住院患者应用无创机械通气的比例变化

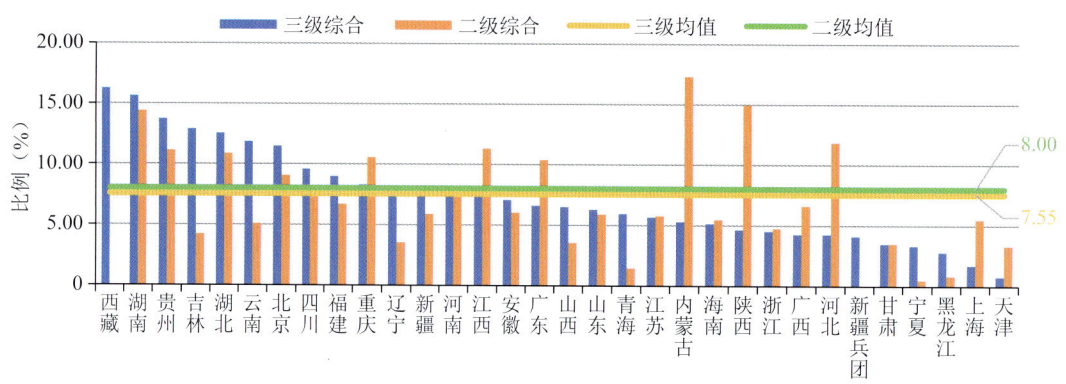

图 2-3-33　2022 年各省（自治区、直辖市）医院支气管哮喘住院患者应用无创机械通气的比例

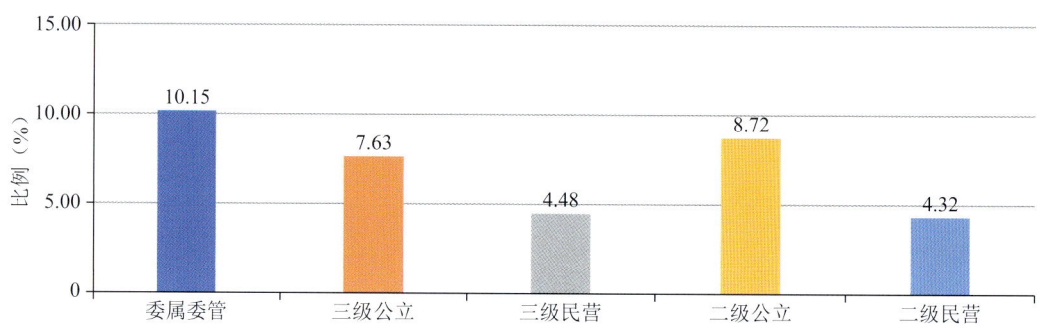

图 2-3-34　2022 年全国各级各类医院支气管哮喘住院患者应用无创机械通气的比例

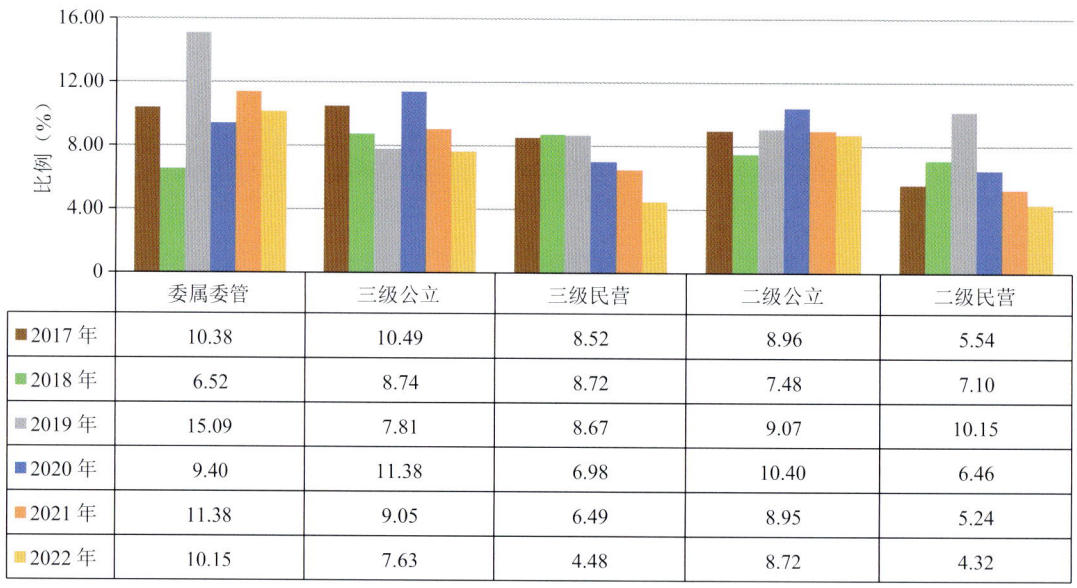

图 2-3-35　2017—2022 年全国各级各类支气管哮喘住院患者应用无创机械通气的比例变化

11. 住院患者应用有创机械通气的比例

2022 年全国医院支气管哮喘住院患者应用有创机械通气的比例为 1.31%，低于 2021 年的 1.51%（图 2-3-36）。其中，三级综合医院的均值为 1.33%，高于二级综合医院的 1.27%；委属委管医院的比例最高（3.43%），二级民营医院的比例最低（0.81%）；各省（自治区、直辖市）中，广东、陕西、贵州、山东、江西、浙江、江苏、海南、云南、上海、内蒙古、天津、甘肃及黑龙江的三级综合医院均值低于全国平均水平，青海及西藏无三级综合医院数据；湖南、吉林、北京、四川、辽宁、湖北、福建、广西、新疆、安徽、重庆、山西、陕西、贵州、山东、江西、浙江、江苏、云南、内蒙古、甘肃及黑龙江的二级综合医院均值低于全国平均水平，新疆兵团、青海、西藏、宁夏、上海及天津无二级综合医院数据（图 2-3-37～图 2-3-39）。

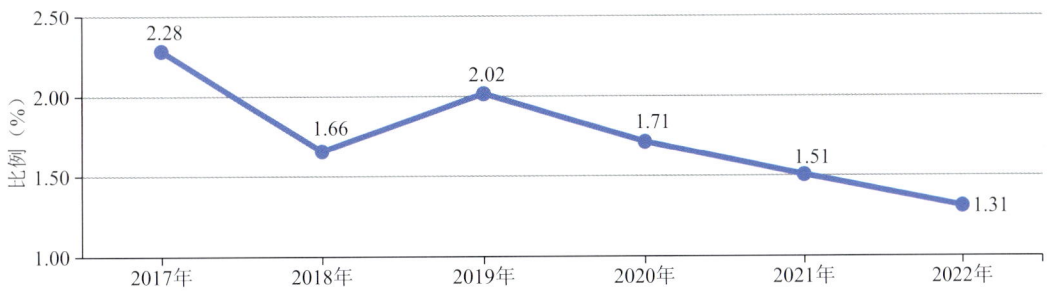

图 2-3-36 2017—2022 年全国医院支气管哮喘住院患者应用有创机械通气的比例变化

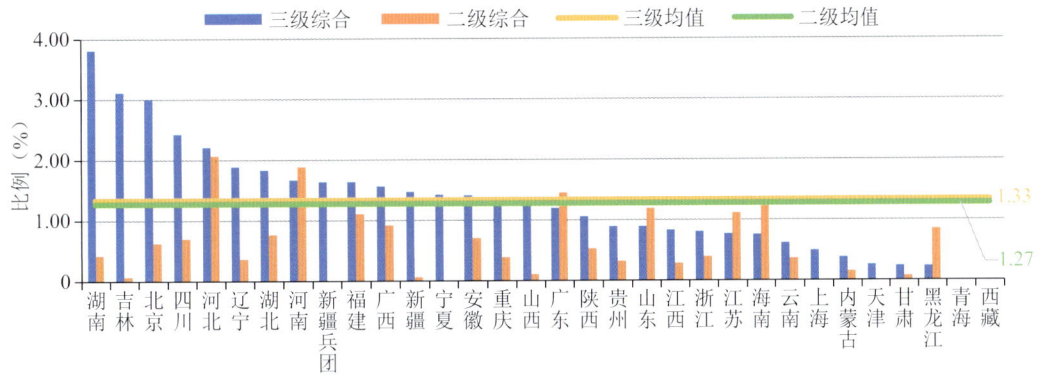

图 2-3-37 2022 年各省（自治区、直辖市）医院支气管哮喘住院患者应用有创机械通气的比例

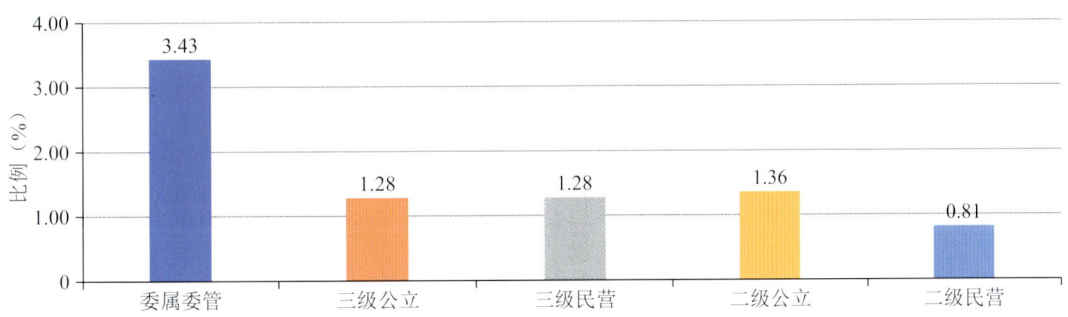

图 2-3-38 2022 年全国各级各类医院支气管哮喘住院患者应用有创机械通气的比例

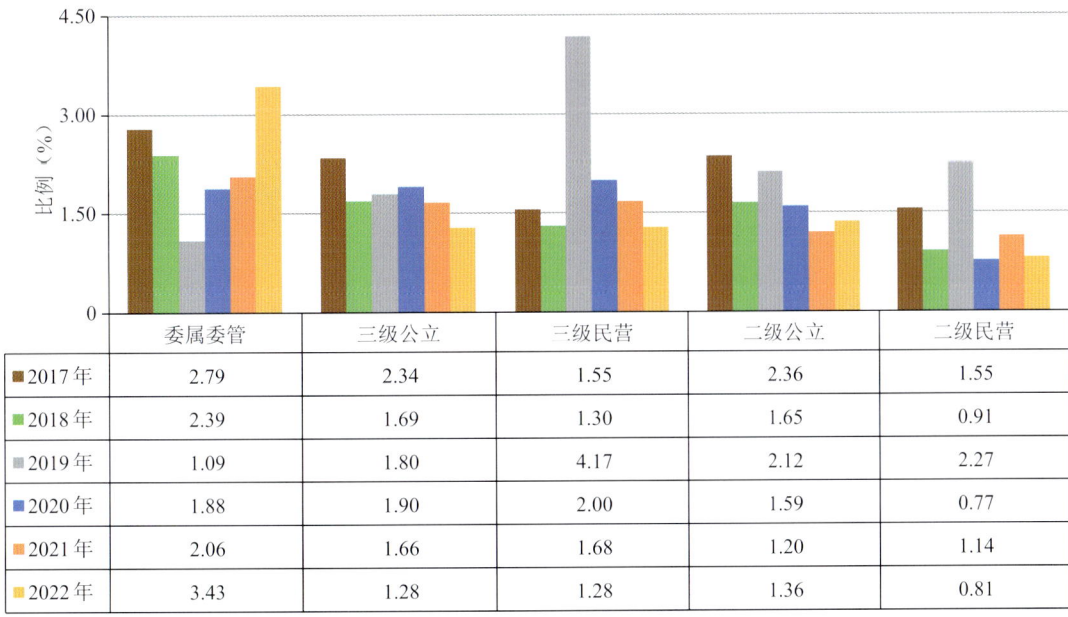

	委属委管	三级公立	三级民营	二级公立	二级民营
2017年	2.79	2.34	1.55	2.36	1.55
2018年	2.39	1.69	1.30	1.65	0.91
2019年	1.09	1.80	4.17	2.12	2.27
2020年	1.88	1.90	2.00	1.59	0.77
2021年	2.06	1.66	1.68	1.20	1.14
2022年	3.43	1.28	1.28	1.36	0.81

图 2-3-39 2017—2022 年全国各级各类医院支气管哮喘住院患者应用有创机械通气的比例变化

12. 住院患者出院时处方或者嘱咐使用控制药物的比例

2022年全国医院支气管哮喘住院患者出院时处方或者嘱咐使用控制药物的比例为87.01%，高于2021年的86.84%（图2-3-40）。其中，三级综合医院的均值为91.45%，高于2021年的89.51%；二级综合医院的均值为79.81%；三级公立医院的比例最高（91.95%），二级民营医院的比例最低（65.78%）；各省（自治区、直辖市）中，湖南、青海、山东、辽宁、福建、江西、广西、黑龙江、上海及西藏的三级综合医院均值低于全国平均水平，甘肃、河北、贵州、吉林、河南、山西、辽宁、黑龙江的二级综合医院均值低于全国平均水平，新疆兵团、西藏无二级医院数据（图2-3-41、图2-3-42）。

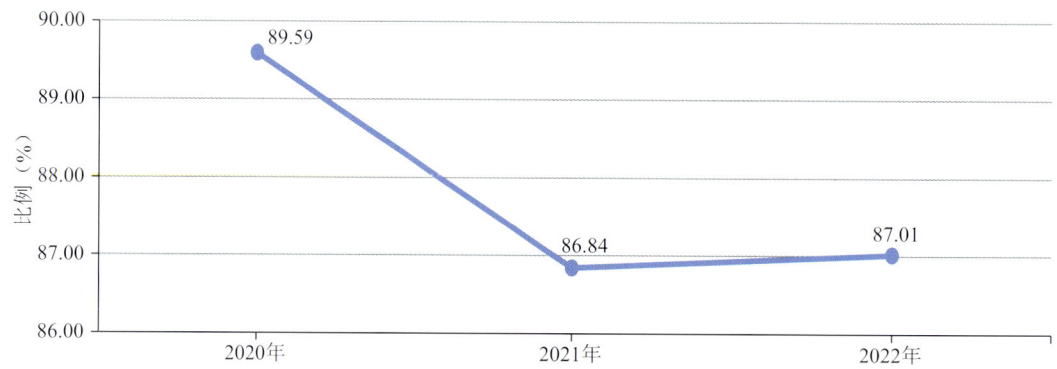

图2-3-40　2020—2022年全国医院支气管哮喘患者出院时处方或者嘱咐使用控制药物的比例变化

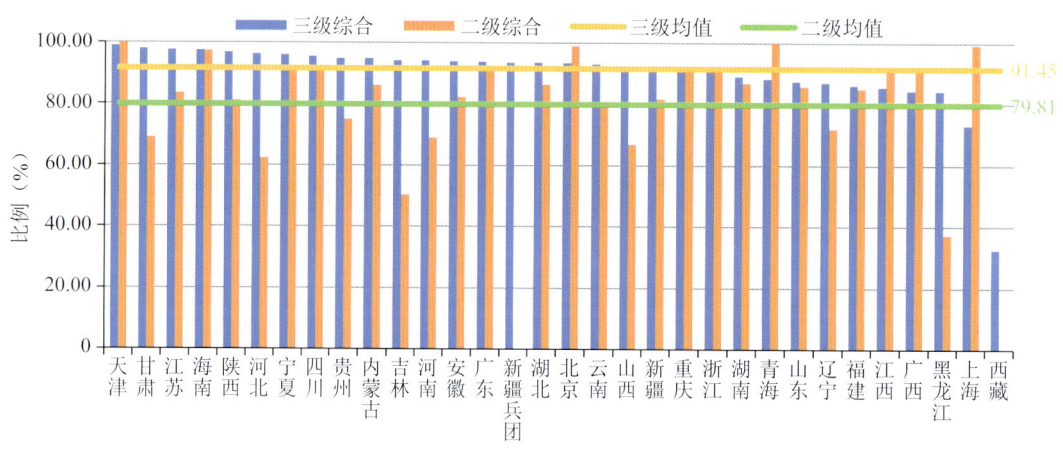

图2-3-41　2022年各省（自治区、直辖市）医院支气管哮喘患者出院时处方或者嘱咐使用控制药物的比例

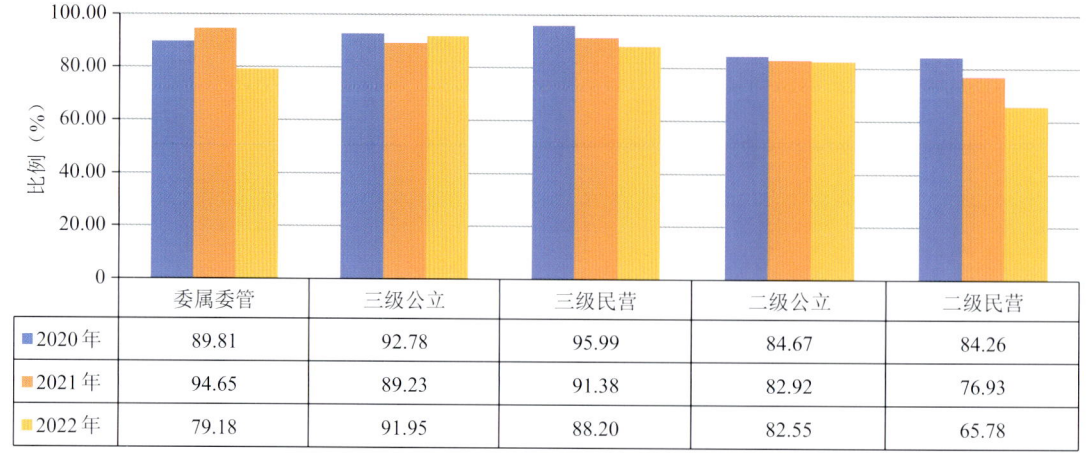

图2-3-42　2020—2022年全国各级各类医院支气管哮喘患者出院时处方或者嘱咐使用控制药物的比例变化

第四节 肺血栓栓塞症

一、住院患者诊治过程关键环节的质量控制情况

1. 住院患者数量

本次调查的 2015 家医院中共有 1547 家医院完整上报了肺血栓栓塞症（肺栓塞）相关指标数据。2022 年纳入分析的全国肺栓塞住院患者共计 38 817 例，院均 25.09 例，与 2021 年（25.28 例）基本持平（表 2-4-1、图 2-4-1）。其中，三级综合医院均值为 36.05 例，高于二级综合医院的 10.37 例；委属委管医院均值明显高于其他医院，但近 4 年持续降低；三级公立医院均值远高于三级民营、二级公立及二级民营医院，这与过去 7 年的趋势一致（表 2-4-1、图 2-4-2～图 2-4-4）。

表 2-4-1　2022 年全国各级各类医院上报肺栓塞住院患者数量情况

医院级别	医院数量（家）	住院患者总数（例）	院均住院患者数量（例）
全国	1547	38 817	25.09
三级综合	887	31 976	36.05
委属委管	20	1809	90.45
三级公立	794	29 231	36.81
三级民营	73	936	12.82
二级综合	660	6841	10.37
二级公立	582	6222	10.69
二级民营	78	619	7.94

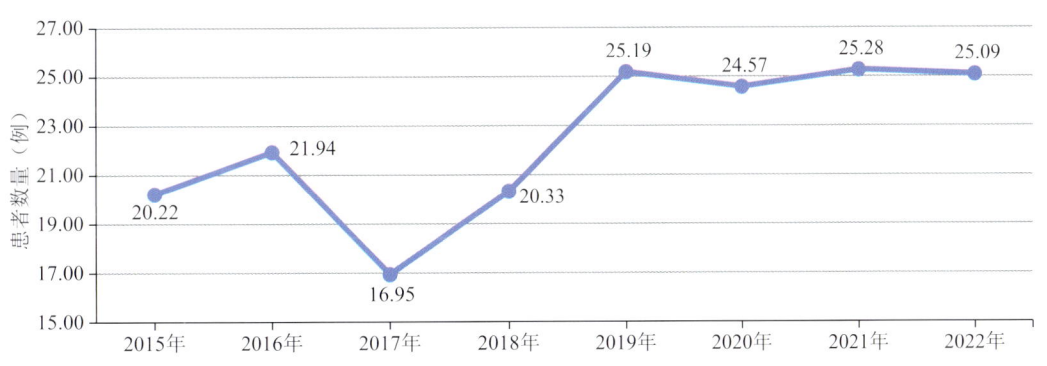

图 2-4-1　2015—2022 年全国医院院均肺栓塞住院患者数量变化

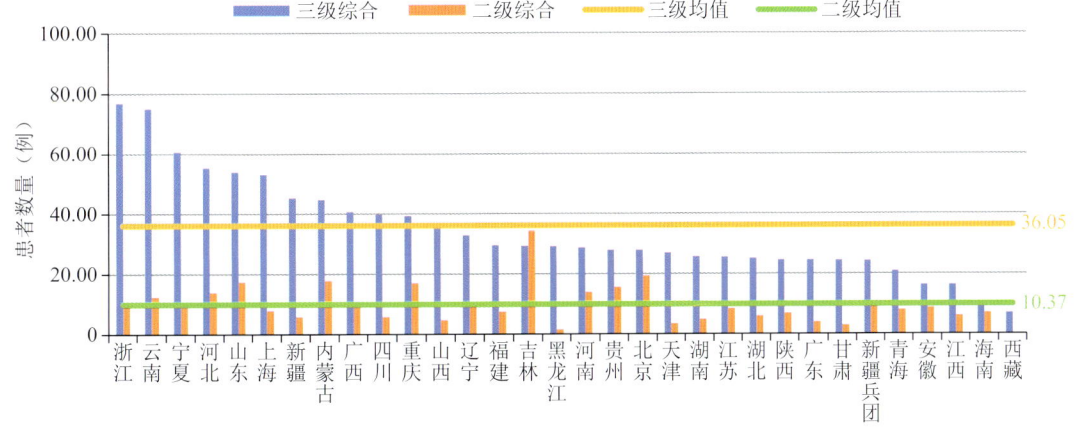

图 2-4-2　2022 年各省（自治区、直辖市）医院院均肺栓塞住院患者数量

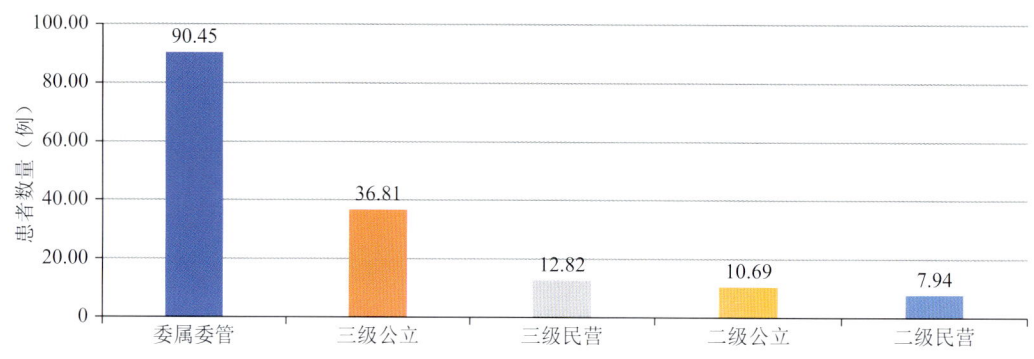

图 2-4-3　2022 年全国各级各类医院院均肺栓塞住院患者数量

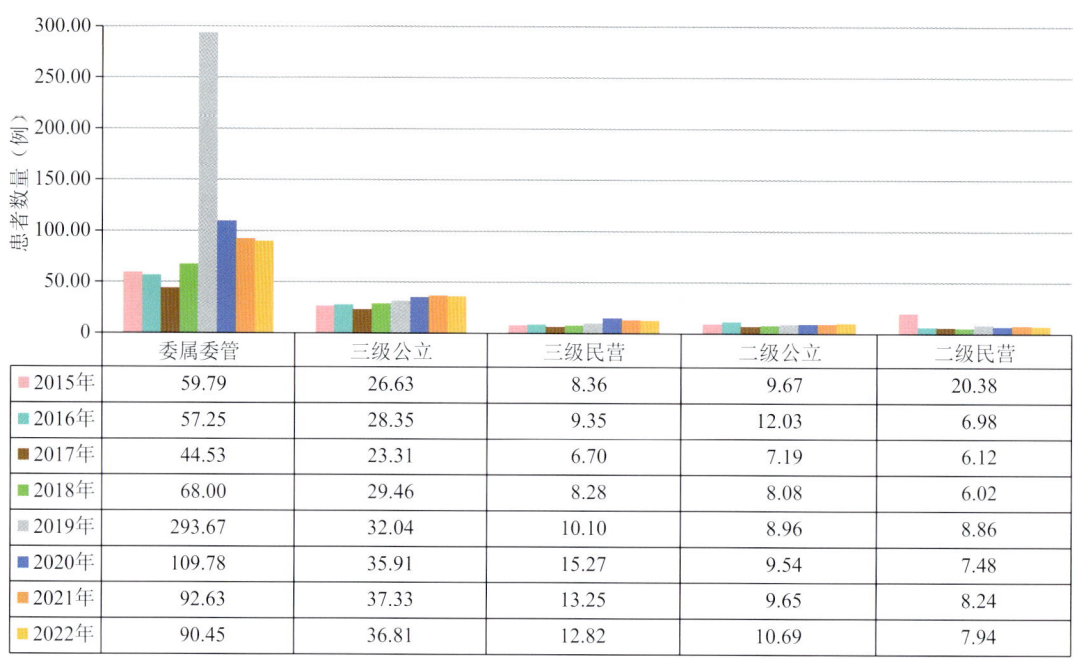

图 2-4-4　2015—2022 年全国各级各类医院院均肺栓塞住院患者数量变化

2. 住院患者进行确诊检查的比例

2022 年全国医院肺栓塞住院患者进行确诊检查的比例为 89.96%，略低于 2021 年的 90.07%（图 2-4-5）。其中，三级综合医院的均值为 91.37%，略高于 2021 年的 91.36%，高于二级综合医院的 83.32%；二级公立医院的比例最低（82.29%）；二级民营医院的比例最高（93.70%），诊治能力明显提高；各省（自治区、直辖市）中，安徽、甘肃、四川、陕西、内蒙古、北京、山东、新疆兵团、湖北、河南、福建、重庆、海南及湖南的三级综合医院均值低于全国平均水平，陕西、山东、辽宁、贵州、吉林、内蒙古及天津的二级综合医院均值低于全国平均水平，西藏无二级综合医院数据（图 2-4-6～图 2-4-8）。

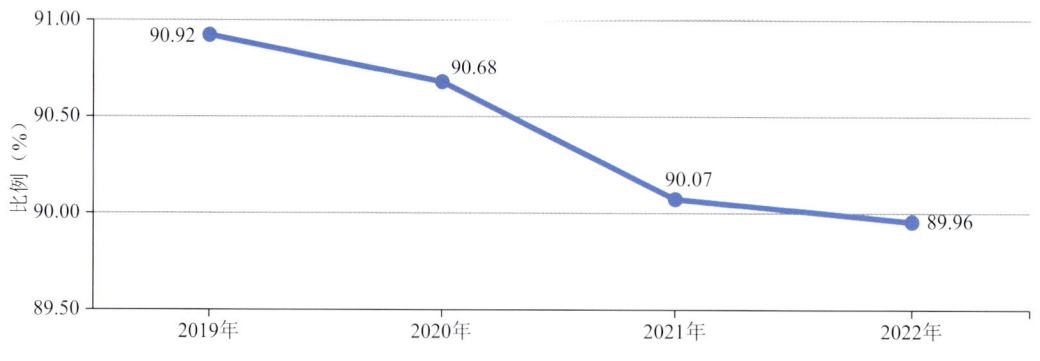

图 2-4-5　2019—2022 年全国医院肺栓塞住院患者进行确诊检查的比例变化

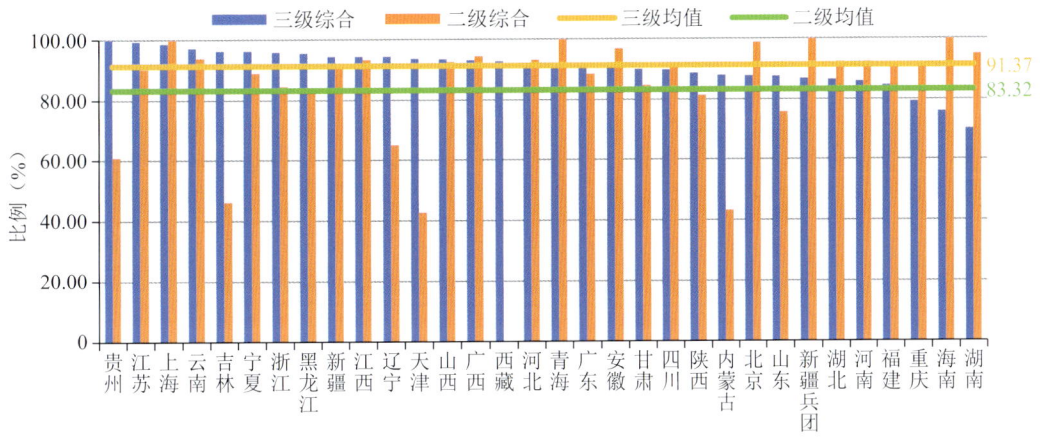

图 2-4-6　2022 年各省（自治区、直辖市）医院肺栓塞住院患者进行确诊检查的比例

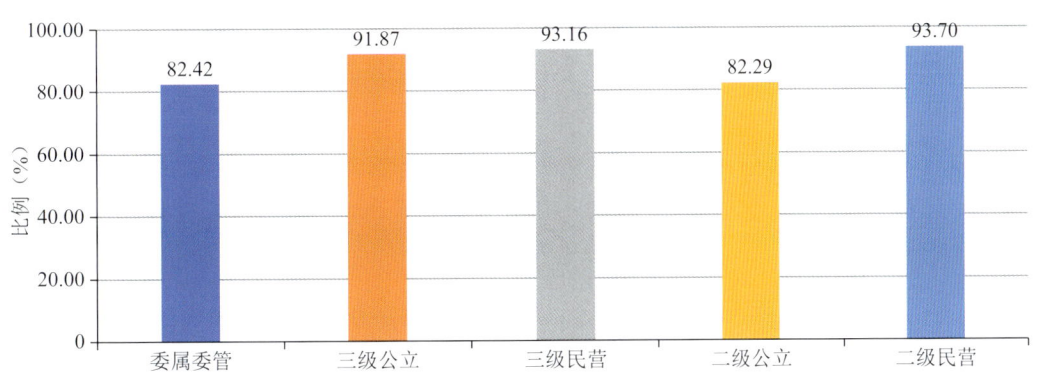

图 2-4-7　2022 年全国各级各类医院肺栓塞住院患者进行确诊检查的比例

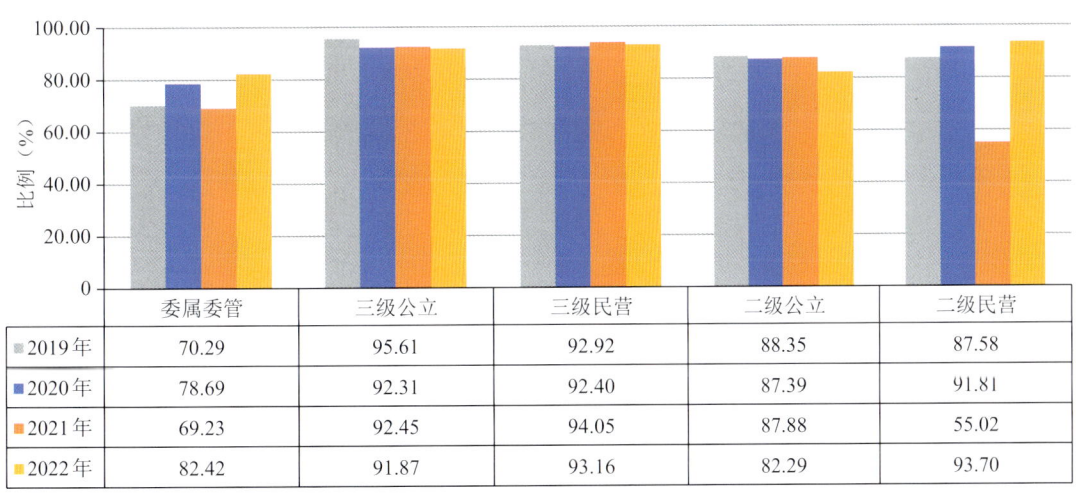

图 2-4-8　2019—2022 年全国各级各类医院肺栓塞住院患者进行确诊检查的比例变化

3. 住院患者进行深静脉血栓相关检查的比例

2022 年全国医院肺栓塞住院患者进行深静脉血栓相关检查的比例为 89.75%，略高于 2021 年的 89.02%（图 2-4-9）。其中，三级综合医院的均值为 90.26%，高于二级综合医院的 87.40%；各省（自治区、直辖市）中，天津、河南、新疆、广东、甘肃、山西、新疆兵团、广西、西藏、黑龙江、福建、湖北、重庆、四川、湖南、安徽、海南及上海的三级综合医院均值低于全国水平，辽宁、广东、内蒙古、贵州、宁夏、新疆兵团、湖北、山东、海南、新疆、甘肃、黑龙江及吉林的二级综合医院均值低于全国水平，西藏无二级综合医院数据（图 2-4-10）。三级公立医院和三级民营医院的比例均在 90% 以上（图 2-4-11、图 2-4-12）。

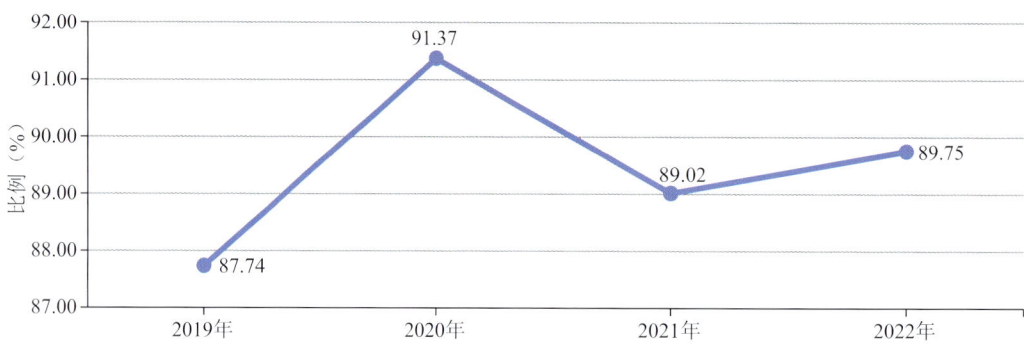

图 2-4-9　2019—2022 年全国医院肺栓塞住院患者进行深静脉血栓相关检查的比例变化

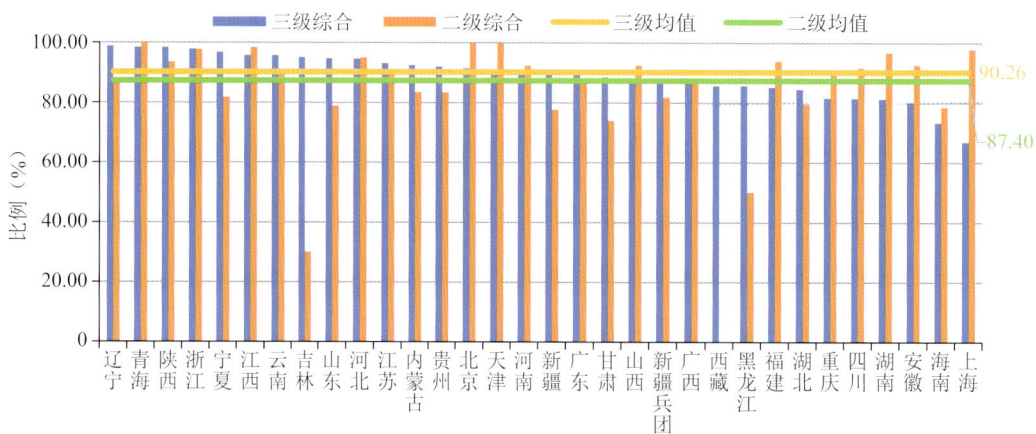

图 2-4-10　2022 年各省（自治区、直辖市）医院肺栓塞住院患者进行深静脉血栓相关检查的比例

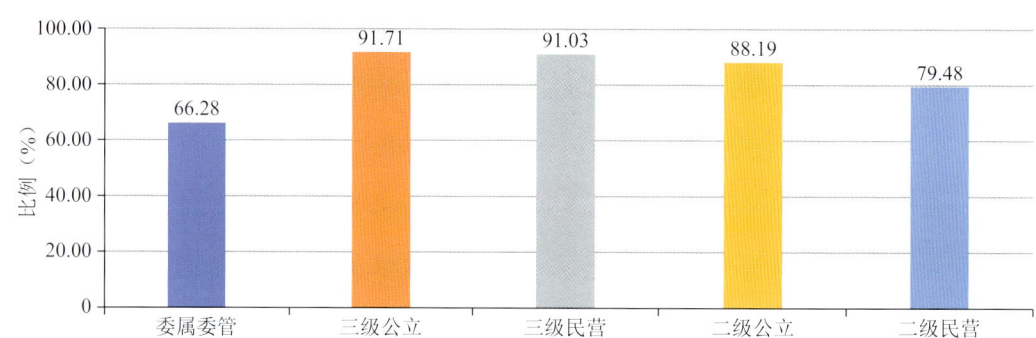

图 2-4-11　2022 年全国各级各类医院肺栓塞住院患者进行深静脉血栓相关检查的比例

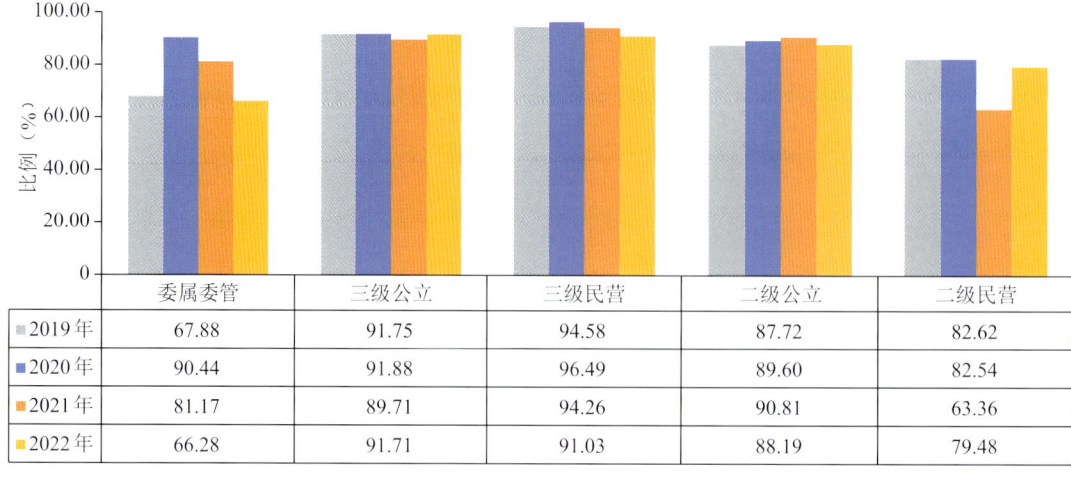

图 2-4-12　2019—2022 年全国各级各类医院肺栓塞住院患者进行深静脉血栓相关检查的比例变化

4. 住院患者进行危险分层相关检查的比例

2022年全国医院肺栓塞住院患者进行危险分层相关检查的比例为92.42%，高于2021年的88.04%（图2-4-13）。其中，三级综合医院的均值为94.15%，高于二级综合医院的84.34%；各省（自治区、直辖市）中，四川、江苏、内蒙古、福建、云南、贵州、广东、山东、湖北、黑龙江、湖南、安徽、甘肃、重庆及西藏的三级综合医院均值低于全国平均水平，甘肃、山东、河南、宁夏、广西、辽宁、黑龙江、内蒙古及吉林的二级综合医院均值低于全国平均水平，西藏无二级综合医院数据（图2-4-14）。委属委管医院的比例最高（94.58%），二级公立医院的比例最低（83.51%）（图2-4-15、图2-4-16）。

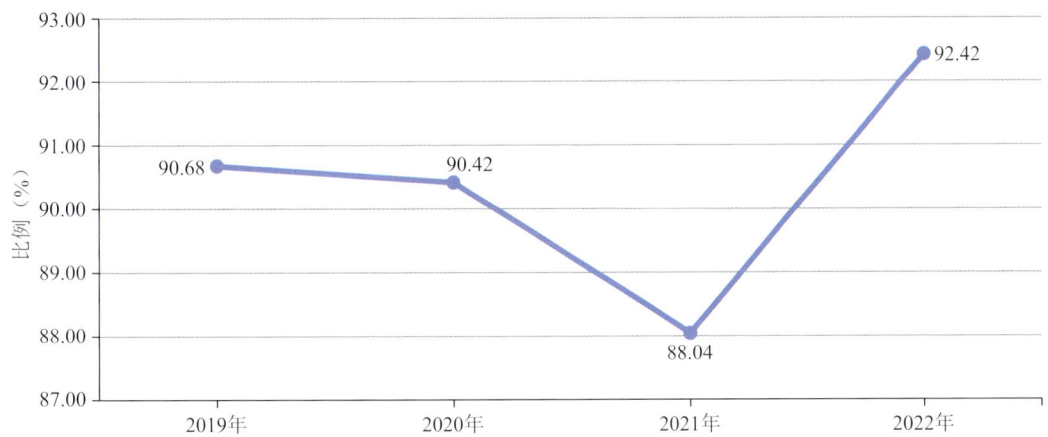

图2-4-13　2019—2022年全国医院肺栓塞住院患者进行危险分层相关检查的比例变化

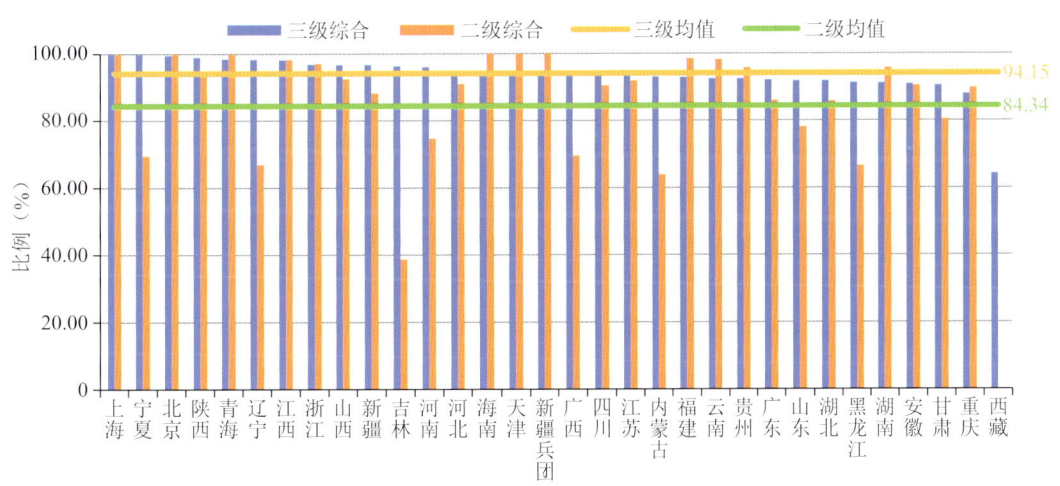

图2-4-14　2021年各省（自治区、直辖市）医院肺栓塞住院患者进行危险分层相关检查的比例

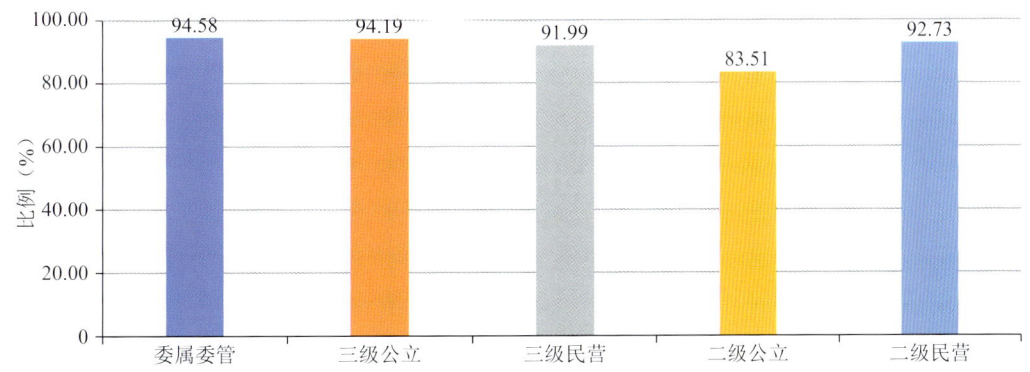

图2-4-15　2022年全国各级各类医院肺栓塞住院患者进行危险分层相关检查的比例

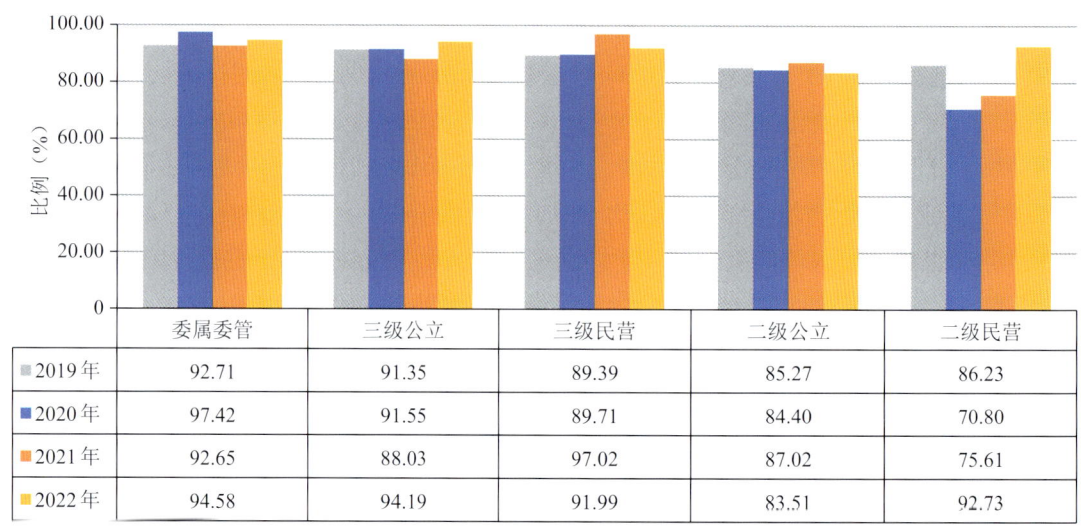

图 2-4-16 2019—2022 年全国各级各类医院肺栓塞住院患者进行危险分层相关检查的比例变化

5. 住院患者应用溶栓治疗的比例

2022年全国医院肺栓塞住院患者应用溶栓治疗的比例为7.79%，较2021年略有下降（图2-4-17）。其中，三级综合医院的均值为7.04%，低于二级公立医院的11.30%；二级公立医院（10.83%）和二级民营医院（15.99%）较其他类型医院高；各省（自治区、直辖市）中，江苏、安徽、山西、内蒙古、广东、云南、陕西、贵州、重庆、浙江、新疆、河北、上海及天津的三级综合医院均值低于全国平均水平，湖南、新疆兵团、广西、江苏、山东、青海、浙江、北京、内蒙古、辽宁、重庆、安徽、吉林、海南、上海及天津的二级综合医院均值低于全国平均水平，西藏各级综合医院均无此项指标的数据（图2-4-18～图2-4-20）。

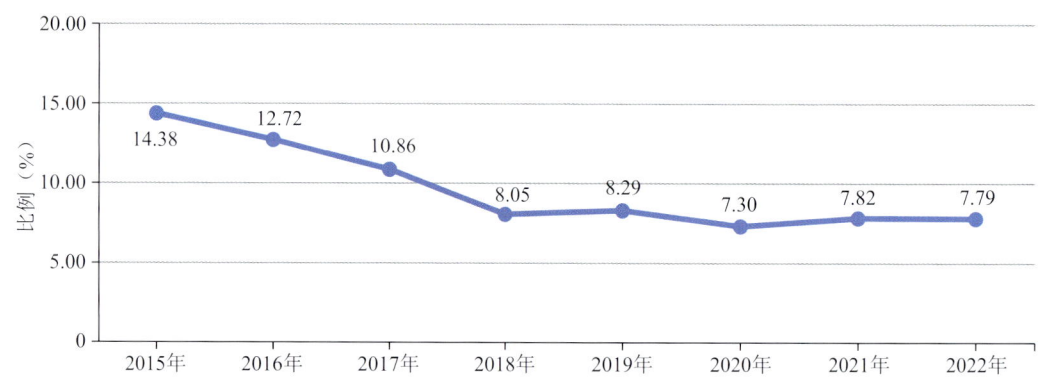

图 2-4-17 2015—2022 年全国医院肺栓塞住院患者应用溶栓治疗的比例变化

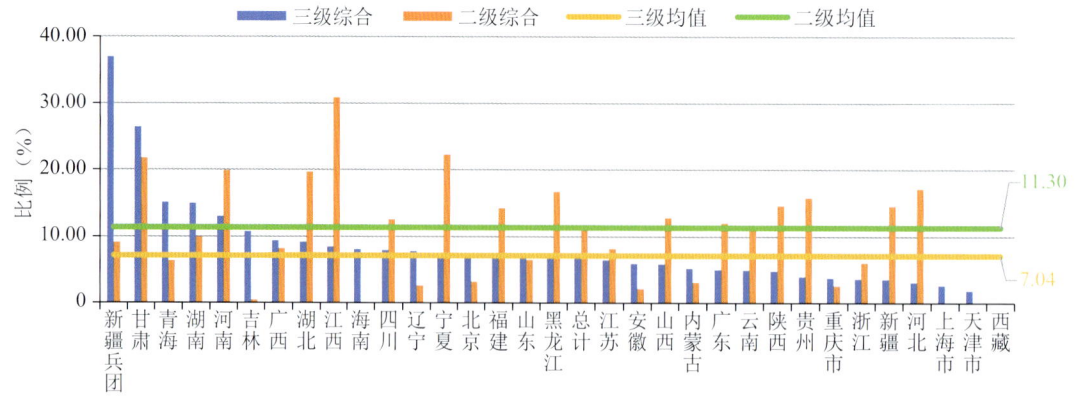

图 2-4-18 2022 年各省（自治区、直辖市）医院肺栓塞住院患者应用溶栓治疗的比例

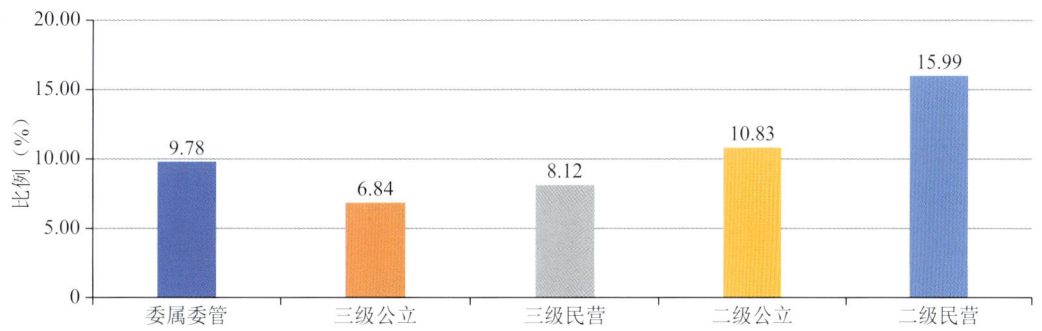

图 2-4-19　2022 年全国各级各类医院肺栓塞住院患者应用溶栓治疗的比例

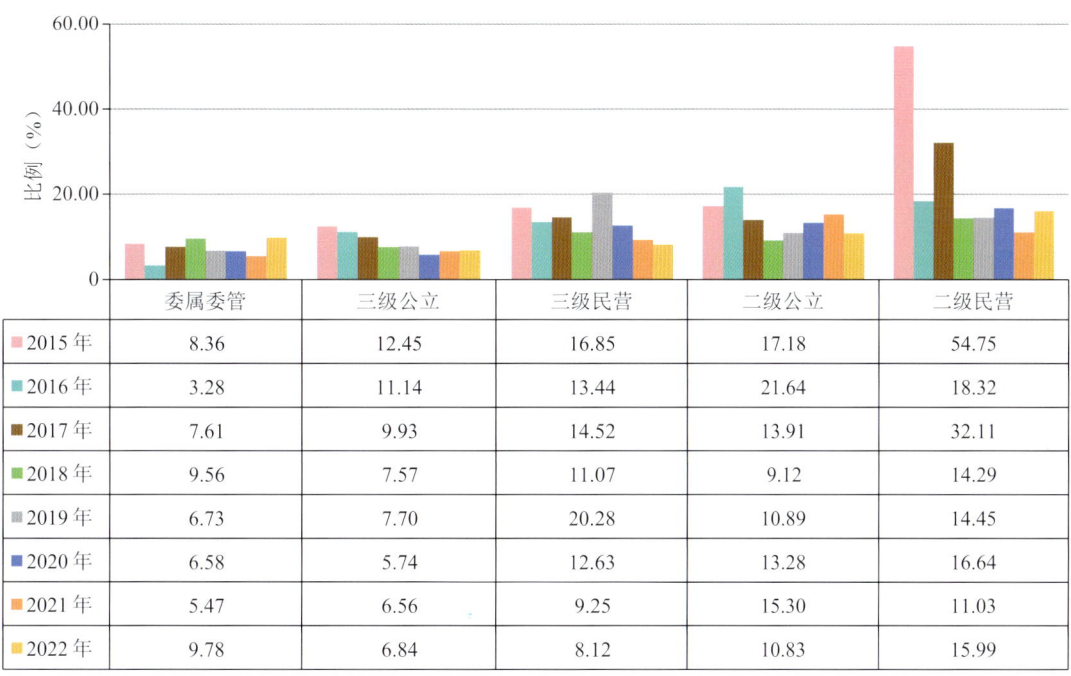

图 2-4-20　2015—2022 年全国各级各类医院肺栓塞住院患者应用溶栓治疗的比例变化

6. 住院患者应用抗凝治疗的比例

2022 年全国医院肺栓塞住院患者应用抗凝治疗的比例为 93.34%（图 2-4-21）。其中，三级综合医院的均值为 95.13%，高于二级综合医院的 84.99%；各省（自治区、直辖市）中，河南、四川、内蒙古、甘肃、湖北、广西、广东、重庆、新疆、湖南、福建、新疆兵团、上海及西藏的三级综合医院均值低于全国平均水平，广东、山东、甘肃、辽宁、贵州、内蒙古及吉林的二级综合医院均值低于全国水平，西藏无二级综合医院数据（图 2-4-22）。二级民营医院最低（79.48%），委属委管、三级公立和二级民营医院的比例均高于 2021 年（图 2-4-23、图 2-4-24）。

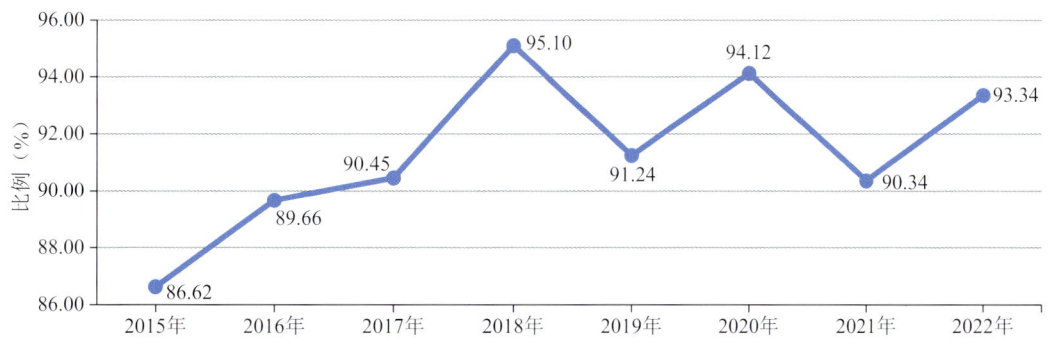

图 2-4-21　2015—2022 年全国医院肺栓塞住院患者应用抗凝治疗的比例变化

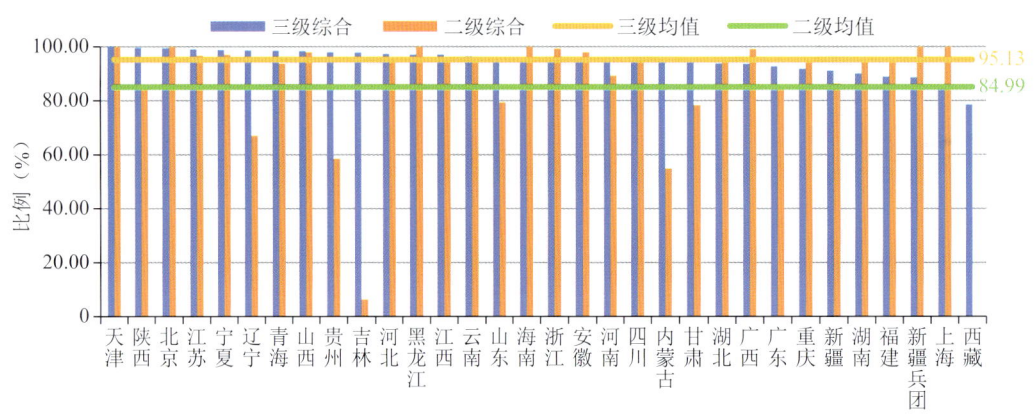

图2-4-22 2022年各省（自治区、直辖市）医院肺栓塞住院患者应用抗凝治疗的比例

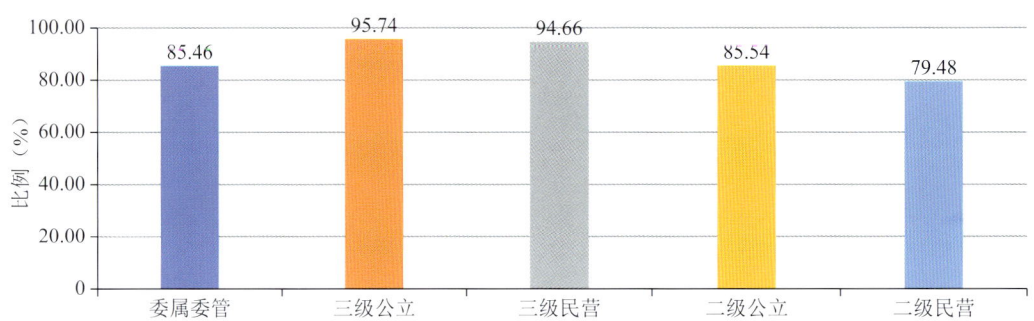

图2-4-23 2022年全国各级各类医院肺栓塞住院患者应用抗凝治疗的比例

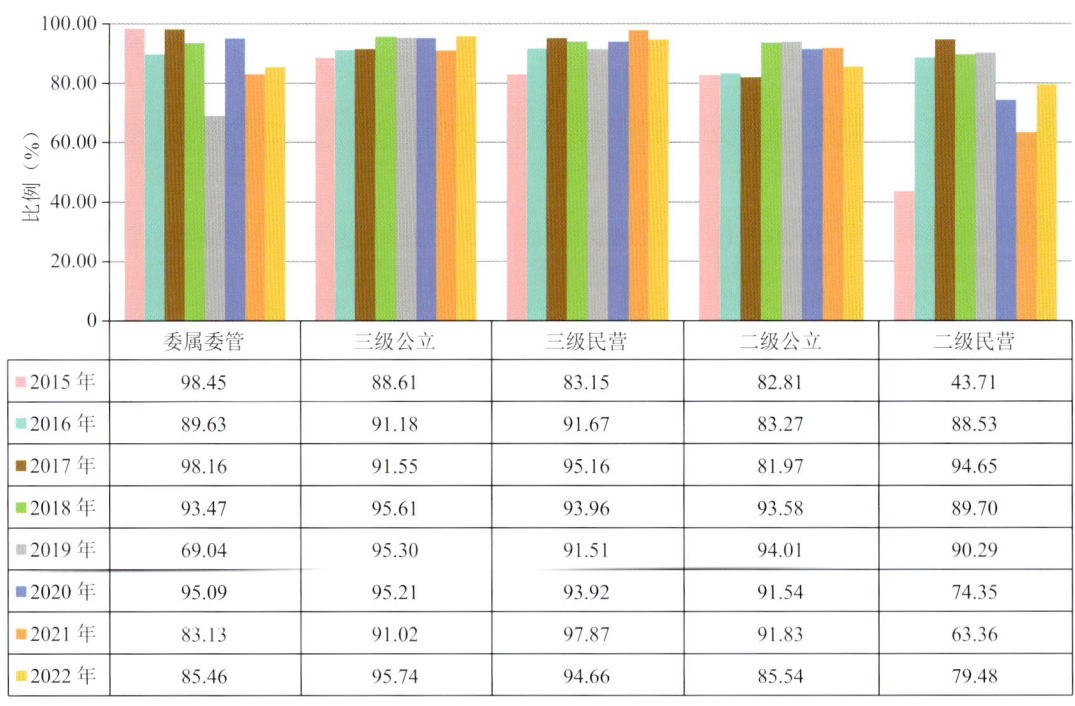

图2-4-24 2015—2022年全国各级各类医院肺栓塞住院患者应用抗凝治疗的比例变化

7. 住院患者中应用溶栓治疗的高危患者比例

2022年全国医院肺栓塞住院患者中应用溶栓治疗的高危患者比例为69.51%，略高于2021年的64.11%（图2-4-25）。其中，三级综合医院的均值为68.81%，低于二级综合医院的71.54%；各省（自治区、直辖市）中，福建、广西、河南、湖南、四川、贵州、青海、云南、山东、新疆兵团及内蒙古的三级综合医院均值低于全国平均水平，甘肃、四川、云南、河南、贵州及陕西的二级综合医院均值低于全

国平均水平，西藏各级综合医院均无此项指标的数据（图2-4-26）。二级民营医院的比例最高（93.94%），委属委管医院的比例最低（44.07%）（图2-4-27、图2-4-28）。

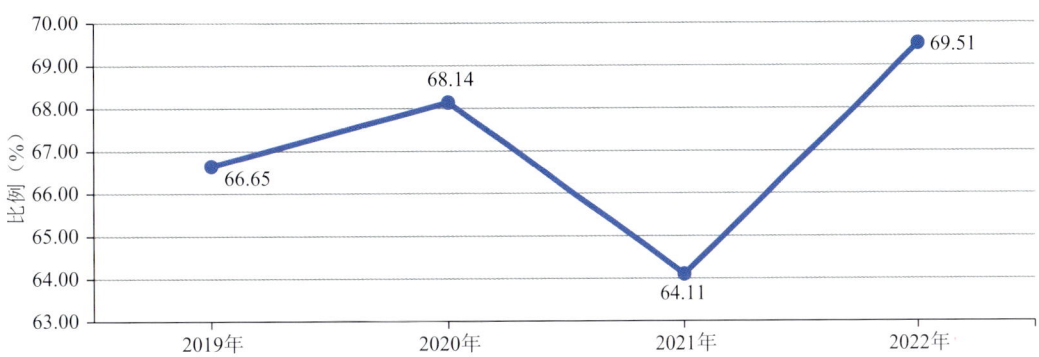

图2-4-25　2019—2022年全国医院肺栓塞住院患者中应用溶栓治疗的高危患者比例变化

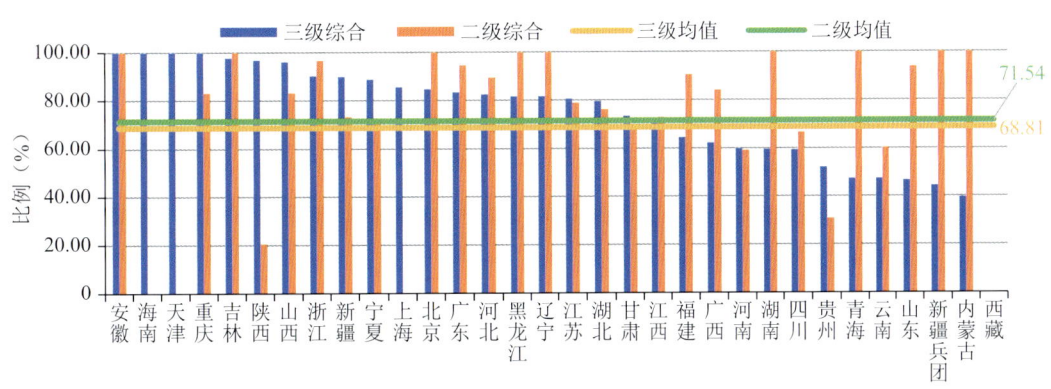

图2-4-26　2022年各省（自治区、直辖市）医院肺栓塞住院患者中应用溶栓治疗的高危患者比例

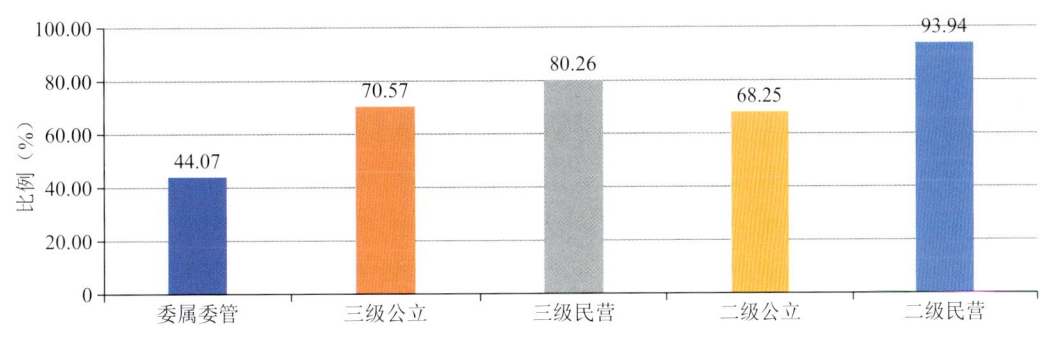

图2-4-27　2022年全国各级各类医院肺栓塞住院患者中应用溶栓治疗的高危患者比例

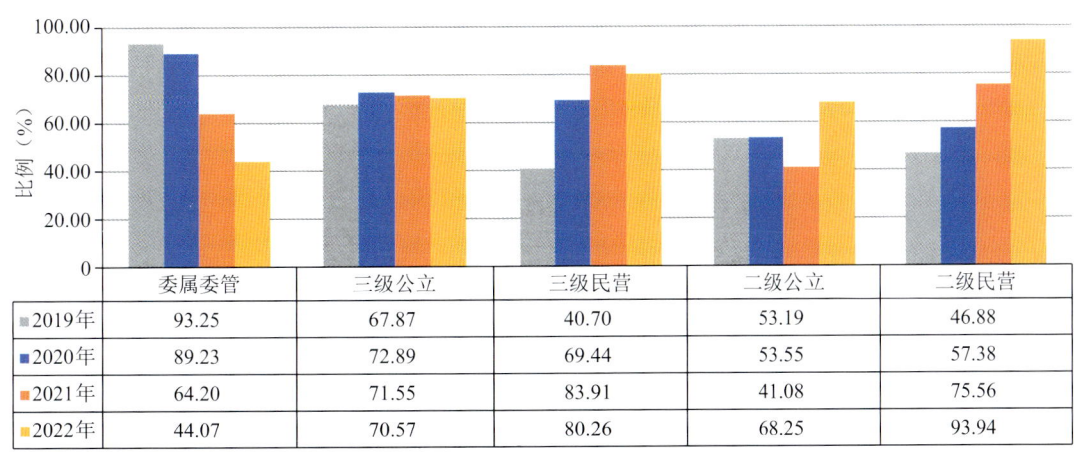

	委属委管	三级公立	三级民营	二级公立	二级民营
2019年	93.25	67.87	40.70	53.19	46.88
2020年	89.23	72.89	69.44	53.55	57.38
2021年	64.20	71.55	83.91	41.08	75.56
2022年	44.07	70.57	80.26	68.25	93.94

图2-4-28　2019—2022年全国各级各类医院肺栓塞住院患者中应用溶栓治疗的高危患者比例变化

8. 住院患者出院后继续抗凝治疗的比例

2022年全国医院肺栓塞患者出院后继续抗凝治疗的比例为88.18%（图2-4-29）。其中，三级综合医院的均值为90.07%，高于二级综合医院的79.35%；各省（自治区、直辖市）中，湖北、山东、广东、天津、新疆兵团、甘肃、福建、重庆、湖南、内蒙古及上海的三级综合医院均值低于全国平均水平，山东、四川、北京、陕西、甘肃、黑龙江、辽宁、贵州、内蒙古及吉林的二级综合医院均值低于全国平均水平（图2-4-30）。三级公立医院（91.24%）和三级民营医院（90.81%）的比例较高，委属委管医院（70.81%）和二级民营医院（68.17%）的比例较低，二级公立医院的比例（80.46%）居中（图2-4-31）。

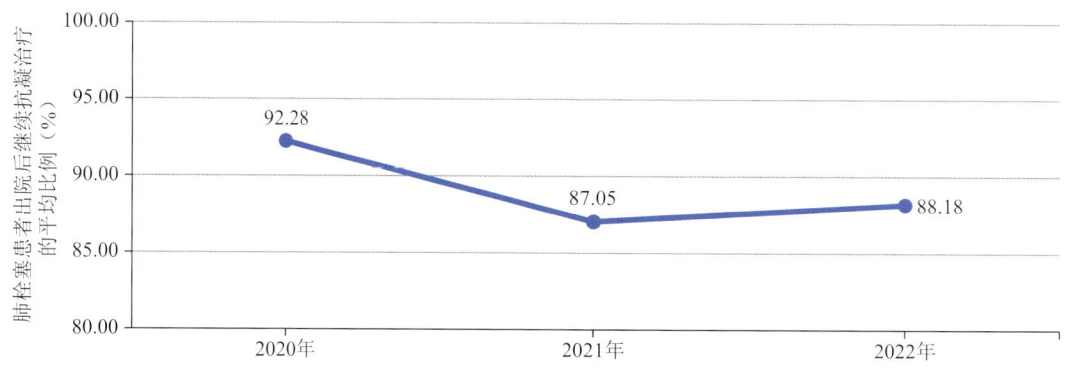

图2-4-29　2020—2022年全国医院肺栓塞患者出院后继续抗凝治疗的比例变化

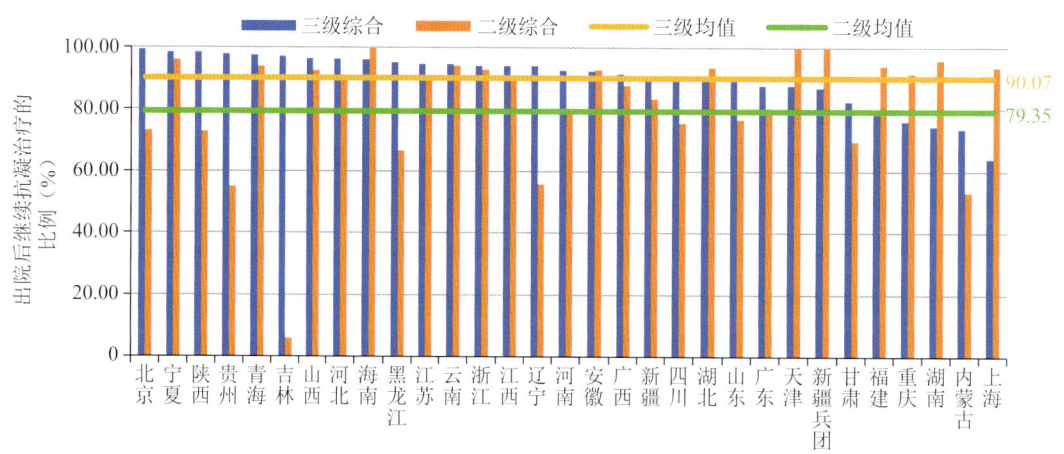

图2-4-30　2022年各省（自治区、直辖市）医院肺栓塞患者出院后继续抗凝治疗的比例

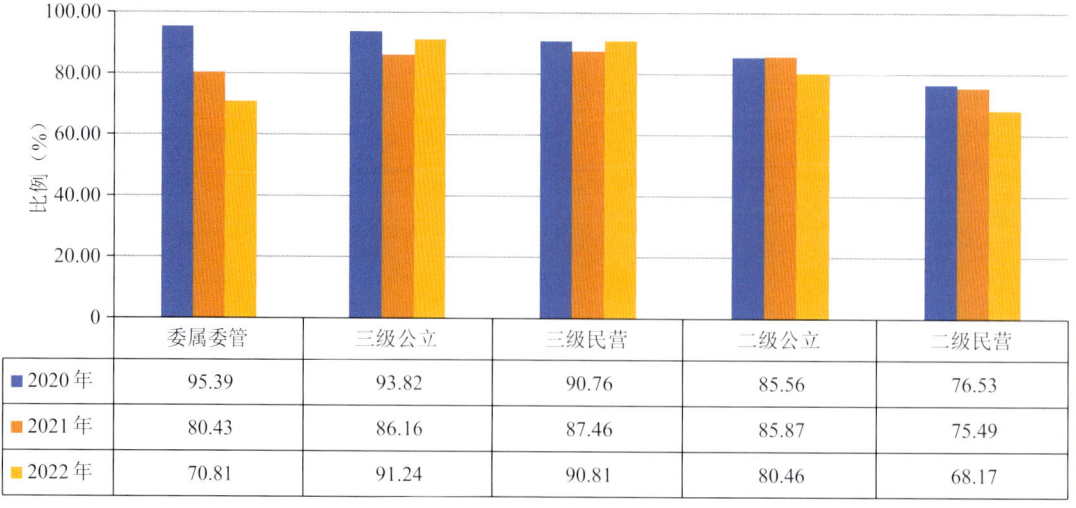

图2-4-31　2020—2022年全国各级各类医院肺栓塞患者出院后继续抗凝治疗的比例变化

二、住院患者诊治过程关键结局的质量控制情况

2022年全国医院肺栓塞住院患者治疗过程中发生大出血的比例为0.73%，高于2021年的0.51%（图2-4-32）。其中，三级综合医院的均值为1.02%，高于二级综合医院的0.79%；各省（自治区、直辖市）中，四川、海南、重庆、湖南、河南、新疆及湖北的三级综合医院均值低于全国平均水平，黑龙江、青海、甘肃、河北、云南、广西、广东、安徽、陕西、湖北、重庆、江西及湖南的二级综合医院均值低于全国平均水平，西藏无二级综合医院数据（图2-4-33）。委属委管医院（1.21%）和二级公立医院（0.80%）的比例较高，三级民营医院（0.53%）的比例较低，三级公立医院（0.69%）和二级民营医院（0.65%）的比例居中（图2-4-34）。

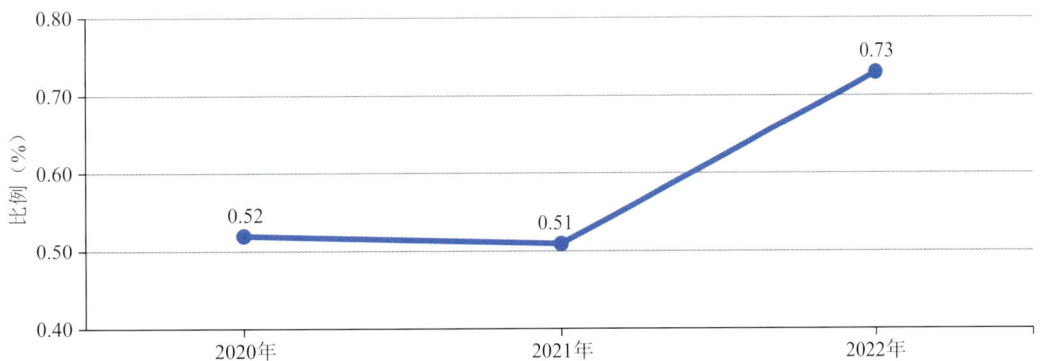

图2-4-32 2020—2022年全国医院肺栓塞住院患者治疗过程中发生大出血的比例变化

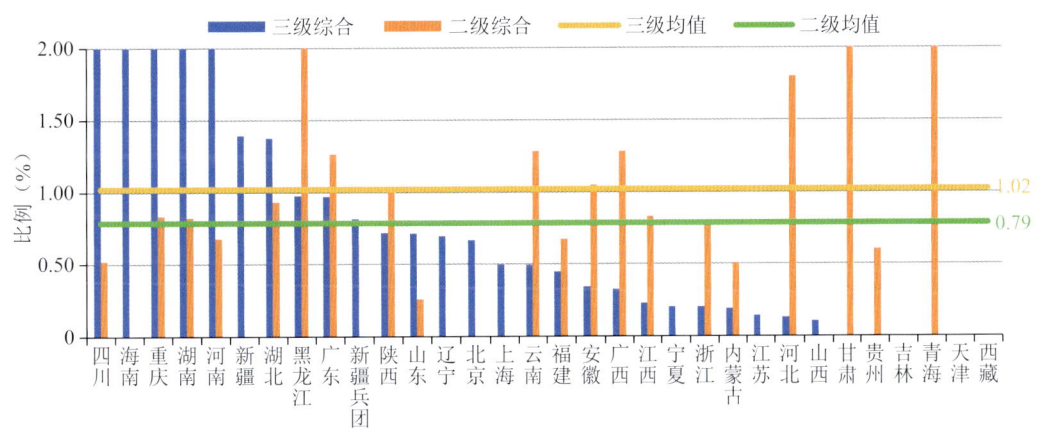

图2-4-33 2022年各省（自治区、直辖市）医院肺栓塞住院患者治疗过程中发生大出血的比例

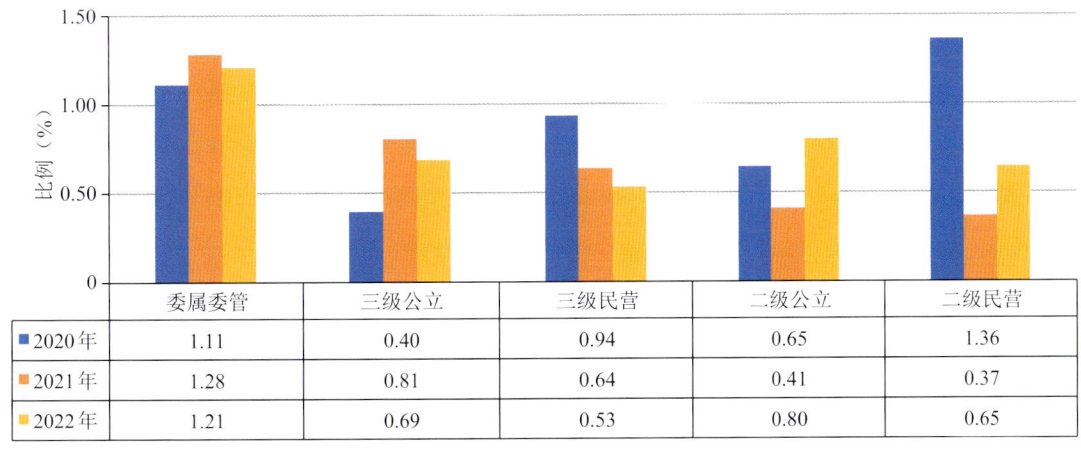

图2-4-34 2020—2022年全国各级各类医院肺栓塞住院患者治疗过程中发生大出血的比例变化

第五节 肺结核

1. 住院患者数量

本次调查的 2015 家医院中共有 1629 家医院完整上报了肺结核相关指标数据。2022 年纳入分析的全国医院肺结核住院患者共计 71 988 例，院均 44.19 例，低于 2021 年的 45.72 例（表 2-5-1、图 2-5-1）。其中，三级综合医院的均值为 62 例，二级综合医院的均值为 23 例；各省（自治区、直辖市）中，贵州、甘肃、重庆、福建、浙江、四川、江西、湖南、海南及湖北的三级综合医院均值高于全国水平，贵州、甘肃、福建、江西、湖南、广东、广西、山东、新疆兵团及青海的二级综合医院均值高于全国水平（表 2-5-1、图 2-5-2）。委属委管医院院均住院患者数量明显高于其他医院，公立医院明显高于民营医院（表 2-5-1、图 2-5-3）。

表 2-5-1 2022 年全国各类别医院肺结核住院患者例数分布

医院级别	医院数（家）	肺结核住院患者总数（例）	院均住院患者数量（例）
全国	1629	71 988.00	44.19
三级综合	895	55 138.00	61.61
委属委管	23	3292.00	143.13
三级公立	795	49 927.00	62.80
三级民营	77	1919.00	24.92
二级综合	734	16 850.00	22.96
二级公立	647	15 706.00	24.28
二级民营	87	1144.00	13.15

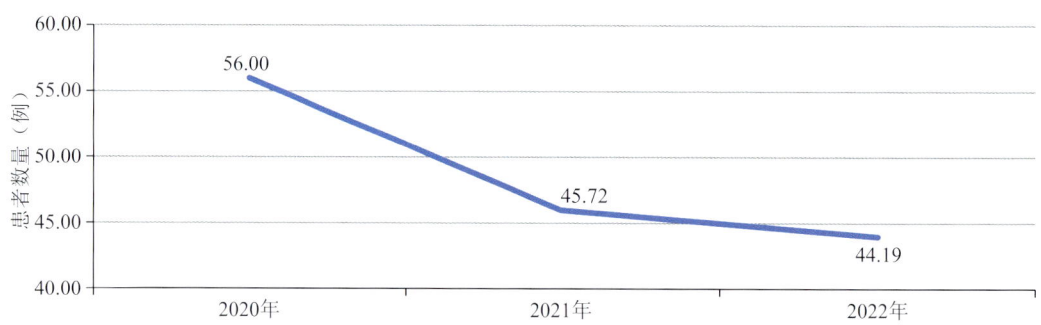

图 2-5-1 2020—2022 年全国医院院均肺结核住院患者数量变化

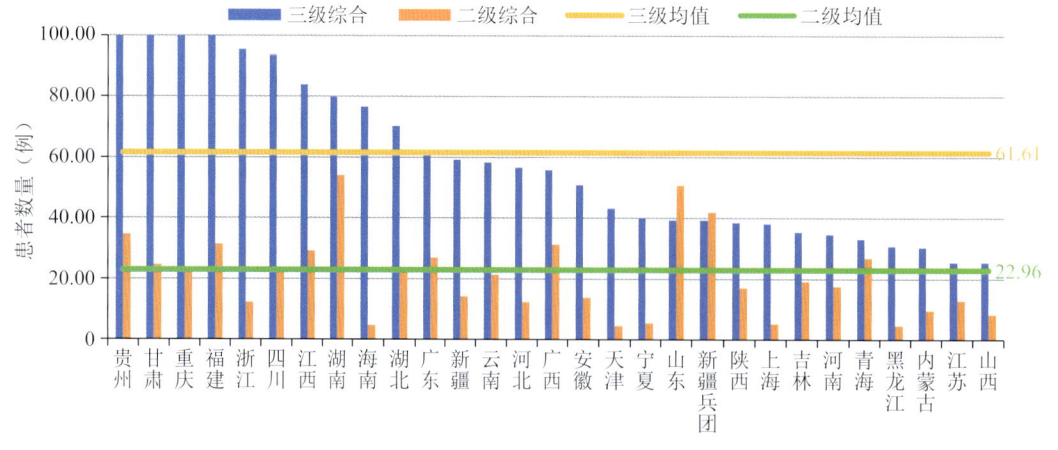

图 2-5-2 2022 年各省（自治区、直辖市）医院院均肺结核住院患者数量

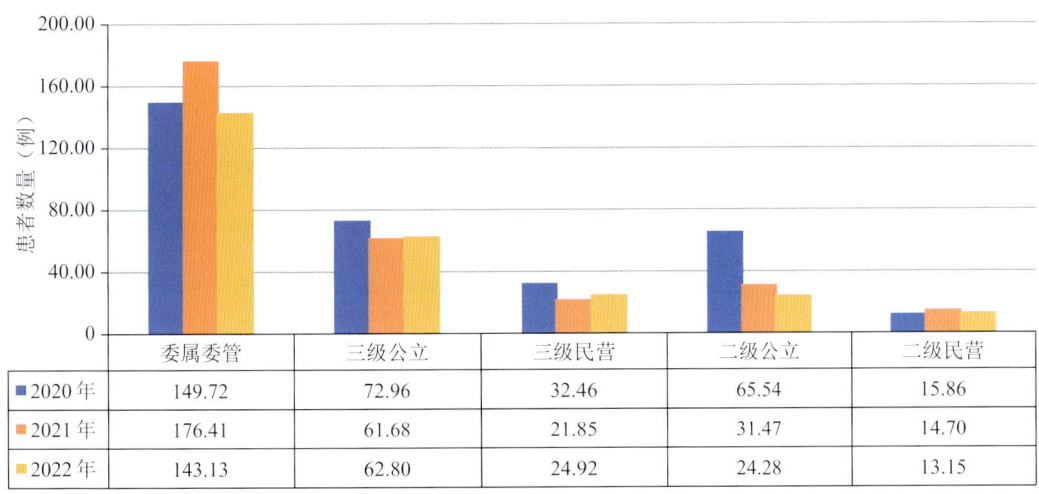

图 2-5-3　2020—2022 年全国各级各类医院院均肺结核住院患者数量变化

2. 住院患者病原学结果为阳性的比例

2022年全国医院肺结核住院患者病原学结果为阳性的比例为57.64%，高于2021年的49.28%（图2-5-4）。其中，三级综合医院的均值为57.53%，低于二级综合医院的57.99%；各省（自治区、直辖市）中，辽宁、四川、吉林、浙江、西藏、云南、广东、江西、广西、甘肃、青海、新疆、新疆兵团及海南的三级综合医院均值低于全国平均水平，山东、宁夏、湖南、山西、贵州、辽宁、吉林、云南、广东、甘肃、青海及新疆的二级综合医院均值低于全国平均水平，西藏无二级综合医院数据（图2-5-5）。三级民营医院的比例最高（67.74%），委属委管（55.22%）及二级民营医院（55.42%）的比例偏低（图2-5-6）。

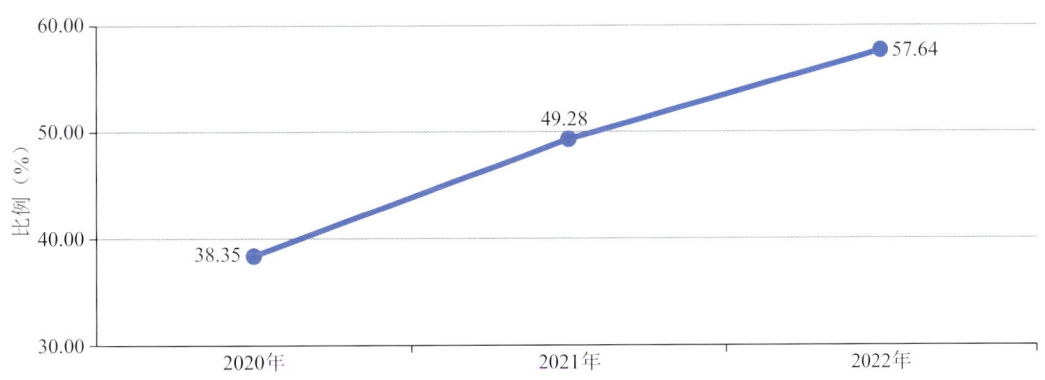

图 2-5-4　2020—2022 年全国医院肺结核住院患者病原学结果为阳性的比例变化

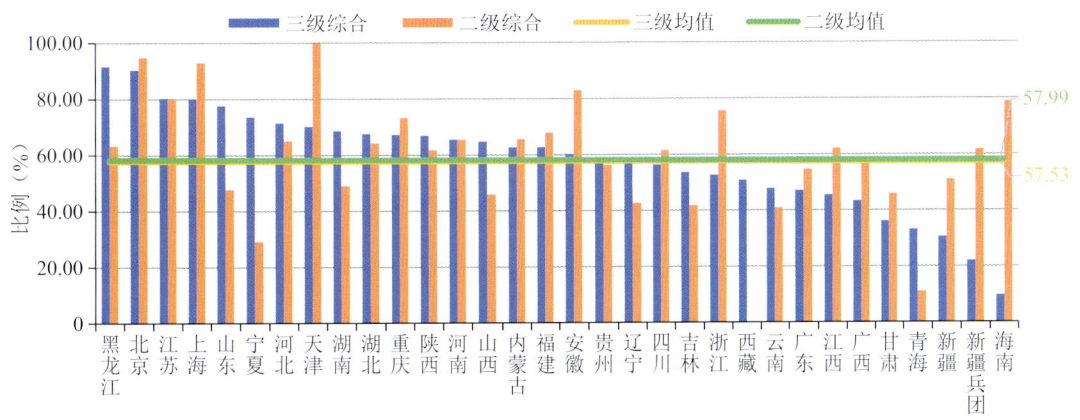

图 2-5-5　2022 年各省（自治区、直辖市）医院肺结核住院患者病原学结果为阳性的比例

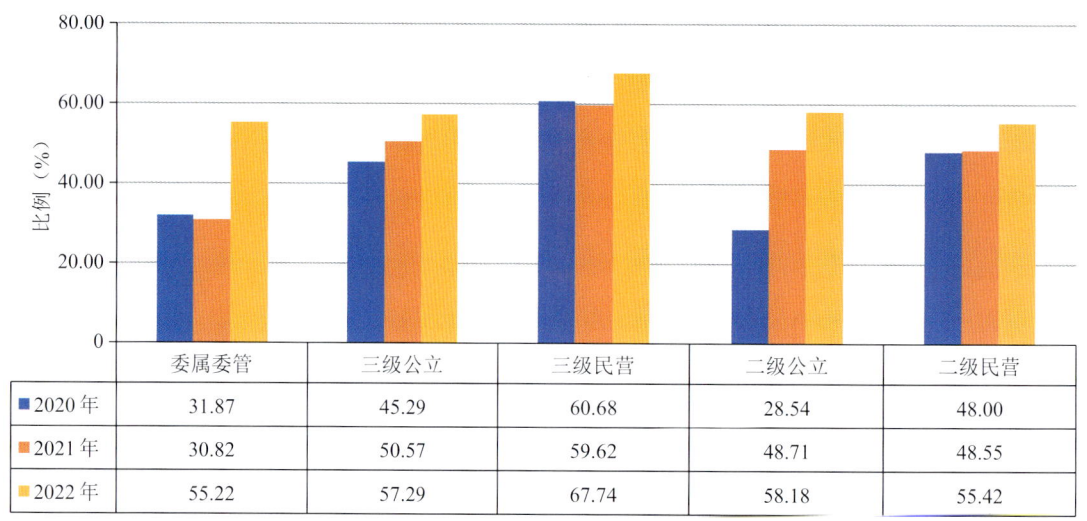

图 2-5-6 2020—2022年全国各级各类医院肺结核住院患者病原学结果为阳性的比例变化

第六节 可弯曲支气管镜检查

一、检查关键环节的质量控制情况

1. 患者数量

本次调查的 2015 家医院中共有 1470 家医院完整上报了 PCCM 科支气管镜检查相关指标数据。2022 年纳入分析的全国医院 PCCM 科行可弯曲支气管镜检查患者共计 1 024 350 例，院均 696.84 例（表 2-6-1、图 2-6-1）。其中，三级综合医院均值为 1010.75 例，明显高于二级综合医院的 225.97 例；公立医院高于民营医院，委管委属医院最高（3402.18 例），二级民营医院最低（129.05 例）（表 2-6-1、图 2-6-2 及图 2-6-3）。委属委管医院较 2021 年增加；三级公立医院连续 5 年呈上升趋势；三级民营医院（365.01 例），低于 2021 年的 398.90 例（图 2-6-4）。

表 2-6-1 全国各级各类医院上报行可弯曲支气管镜检查患者数量情况

医院类别	医院数（家）	患者总数（例）	院均患者数量（例）
全国	1470	1 024 350	696.84
三级综合	882	891 479	1010.75
委属委管	22	74 848	3402.18
三级公立	787	789 985	1003.79
三级民营	73	26 646	365.01
二级综合	588	132 871	225.97
二级公立	512	123 063	240.36
二级民营	76	9808	129.05

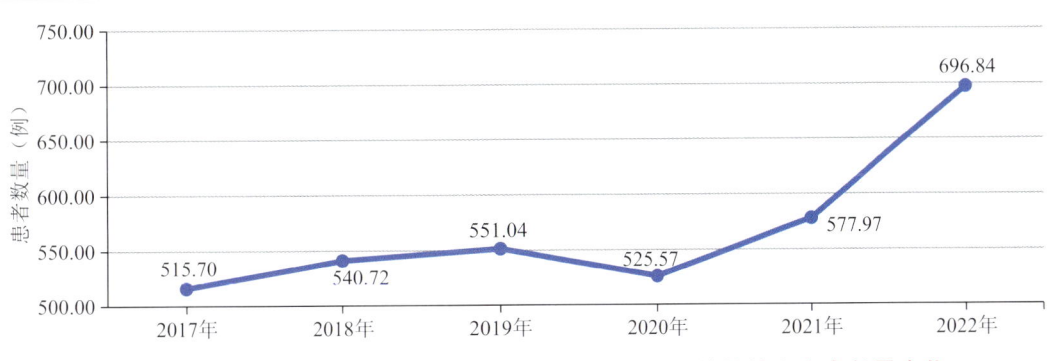

图 2-6-1 2017—2022 年全国医院院均可弯曲支气管镜检查患者数量变化

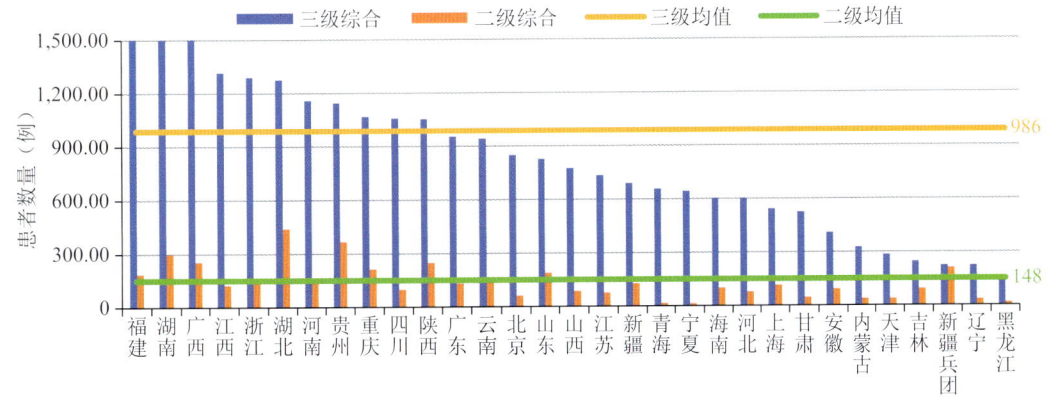

图 2-6-2 2022 年各省（自治区、直辖市）医院院均可弯曲支气管镜检查患者数量

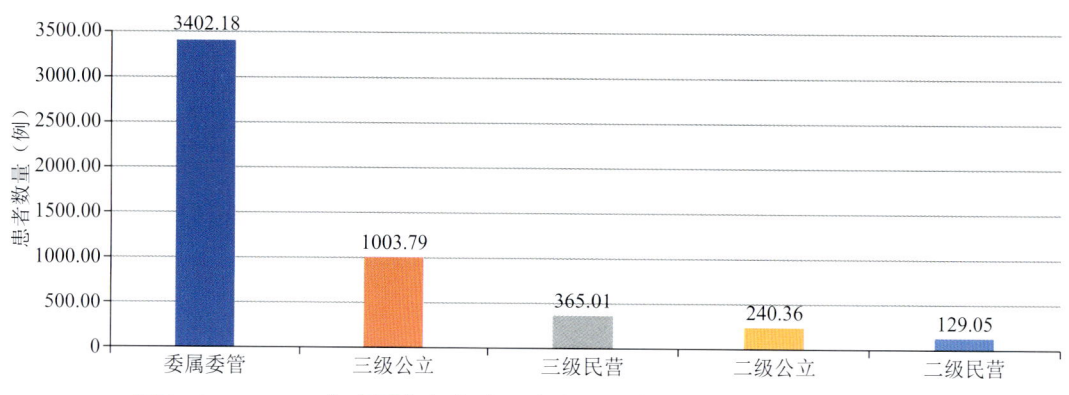

图 2-6-3　2022 年全国各级各类医院院均可弯曲支气管镜检查患者数量

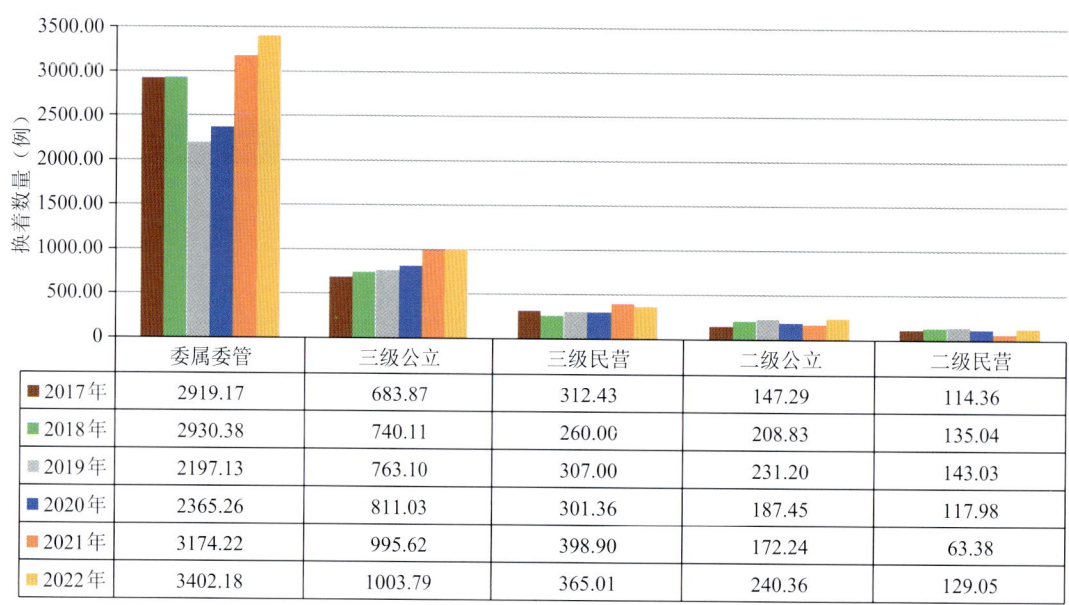

图 2-6-4　2017—2022 年全国各级各类医院院均可弯曲支气管镜检查患者数量变化

2. 病理活检的比例

2022 年全国医院 PCCM 科可弯曲支气管镜病理活检的比例为 27.93%，低于 2021 年的 28.98%，为近 4 年最低值（图 2-6-5）。其中，三级综合医院的均值为 28.93%，低于 2021 年的 29.23%；二级综合医院的均值为 21.26%，低于 2021 年的 27.23%（图 2-6-6）。委属委管医院的比例最高（40.39%），与 2021 年的 40.35% 基本持平；二级公立医院的比例最低（20.90%）（图 2-6-7）。三级公立、三级民营及二级公立医院的比例近 3 年呈下降趋势（图 2-6-8）。

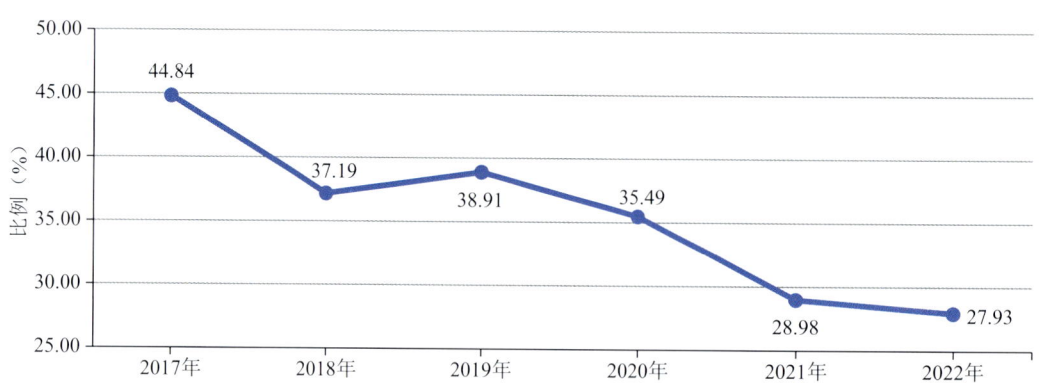

图 2-6-5　2017—2022 年全国医院 PCCM 科可弯曲支气管镜病理活检的比例变化

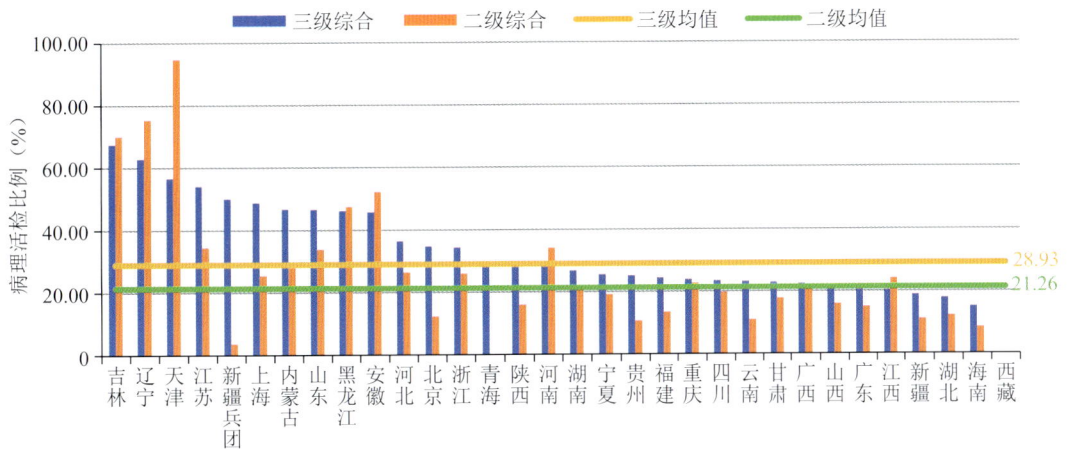

图 2-6-6　2022 年各省（自治区、直辖市）医院 PCCM 科可弯曲支气管镜病理活检的比例

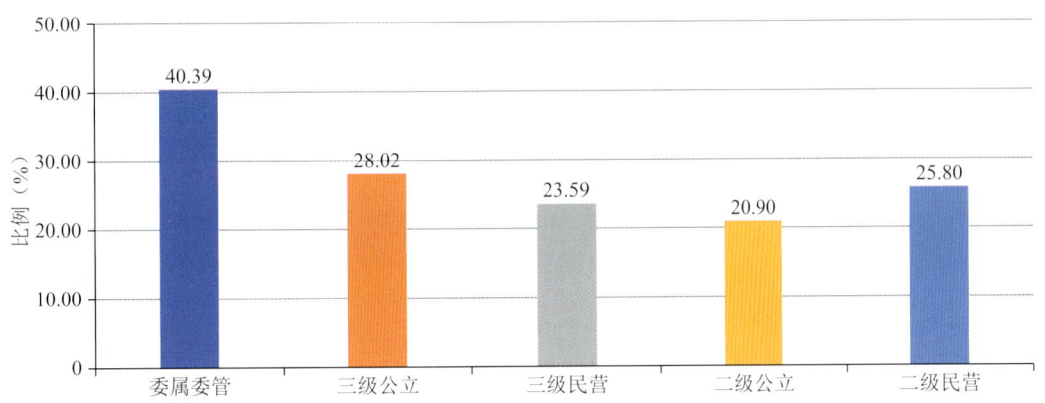

图 2-6-7　2022 年全国各级各类医院可弯曲支气管镜病理活检的比例

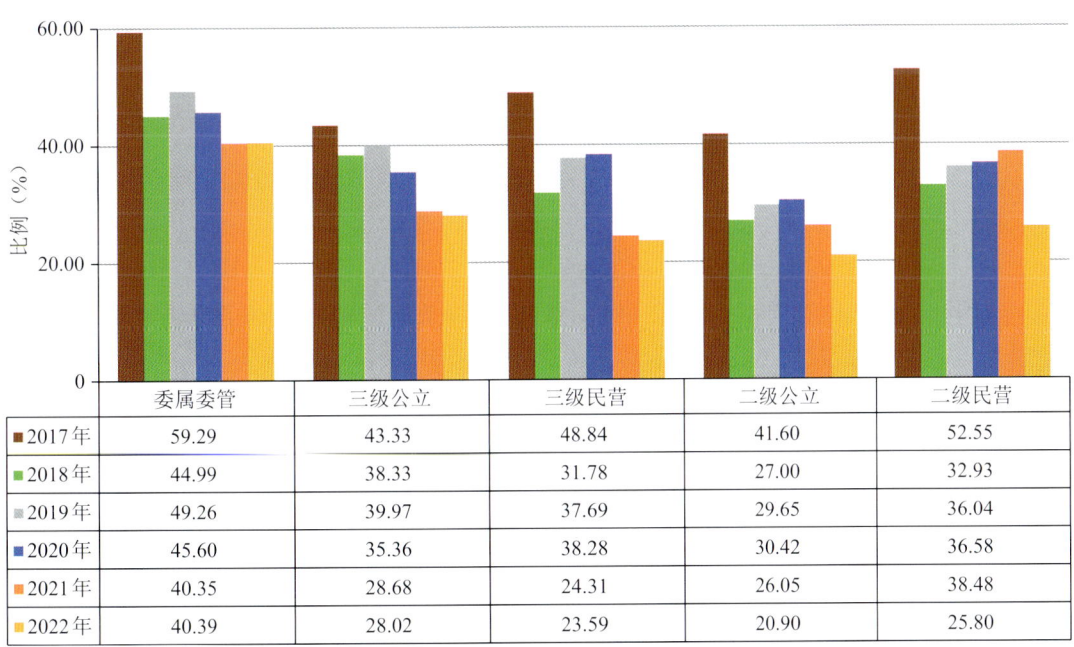

	委属委管	三级公立	三级民营	二级公立	二级民营
2017年	59.29	43.33	48.84	41.60	52.55
2018年	44.99	38.33	31.78	27.00	32.93
2019年	49.26	39.97	37.69	29.65	36.04
2020年	45.60	35.36	38.28	30.42	36.58
2021年	40.35	28.68	24.31	26.05	38.48
2022年	40.39	28.02	23.59	20.90	25.80

图 2-6-8　2017—2022 年全国各级各类医院可弯曲支气管镜病理活检的比例变化

二、检查关键结局的质量控制情况

1. 相关严重并发症的发生率

2022年全国医院PCCM科可弯曲支气管镜检查相关严重并发症的发生率为0.06%，低于2021年的0.12%（图2-6-9）。其中，三级综合医院的均值为0.06%，低于二级综合医院的0.07%（图2-6-10）。委属委管医院的比例最低（0.06%），二级民营医院的比例最高（0.13%）（图2-6-11）。各类二级综合医院的比例均较2021年下降，三级民营医院的比例（0.07%）较2021年（0.04%）上升，委属委管医院和三级公立医院的比例近2年持平（图2-6-12）。

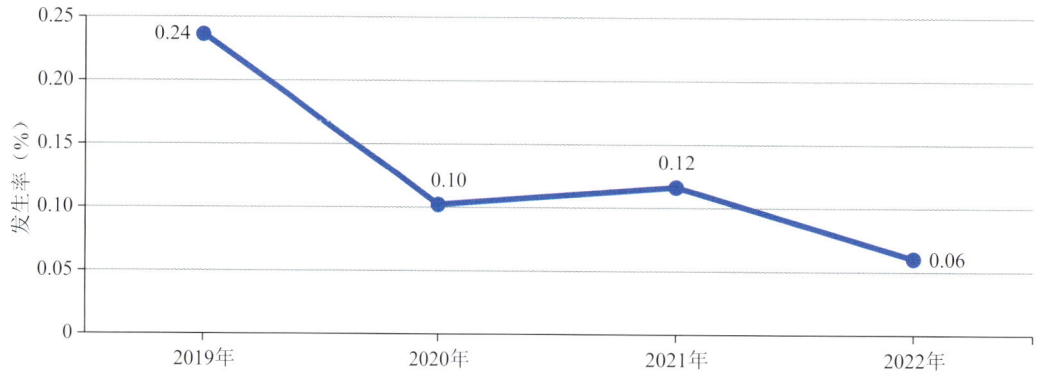

图2-6-9　2019—2022年全国医院可弯曲支气管镜检查相关严重并发症的发生率变化

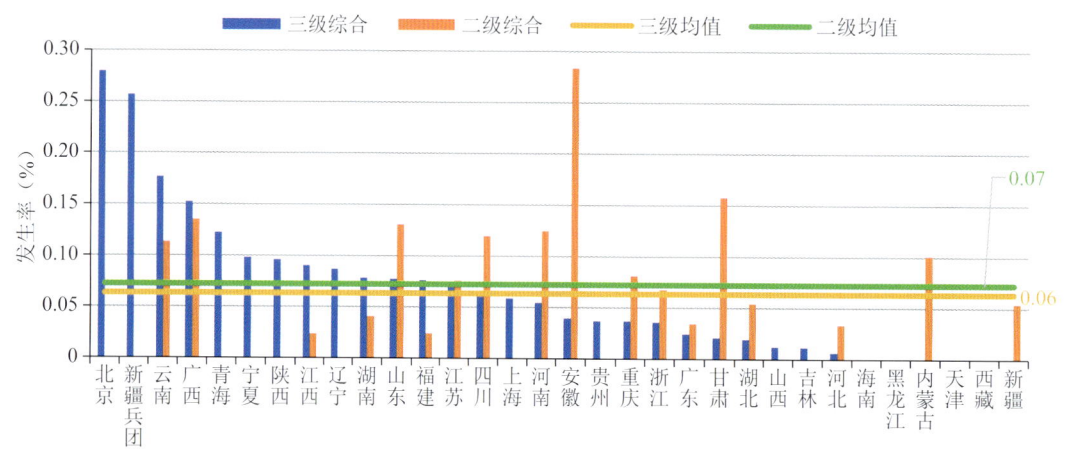

图2-6-10　2022年各省（自治区、直辖市）医院可弯曲支气管镜检查相关严重并发症的发生率

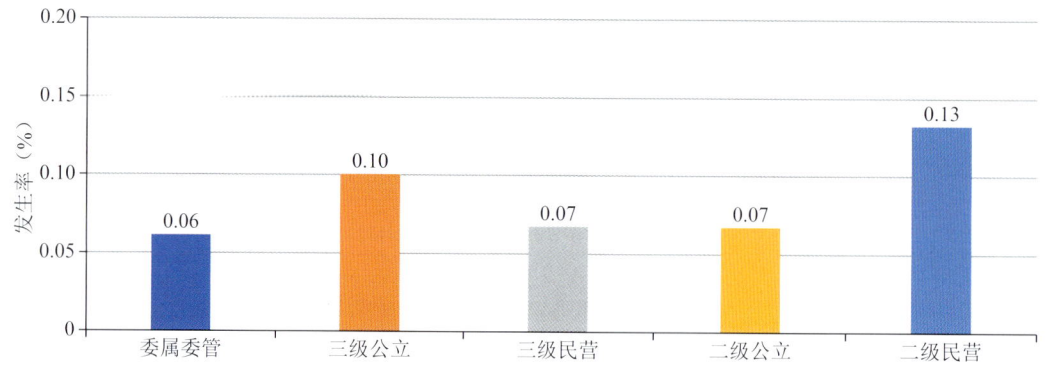

图2-6-11　2022年全国各级各类医院可弯曲支气管镜检查相关严重并发症的发生率

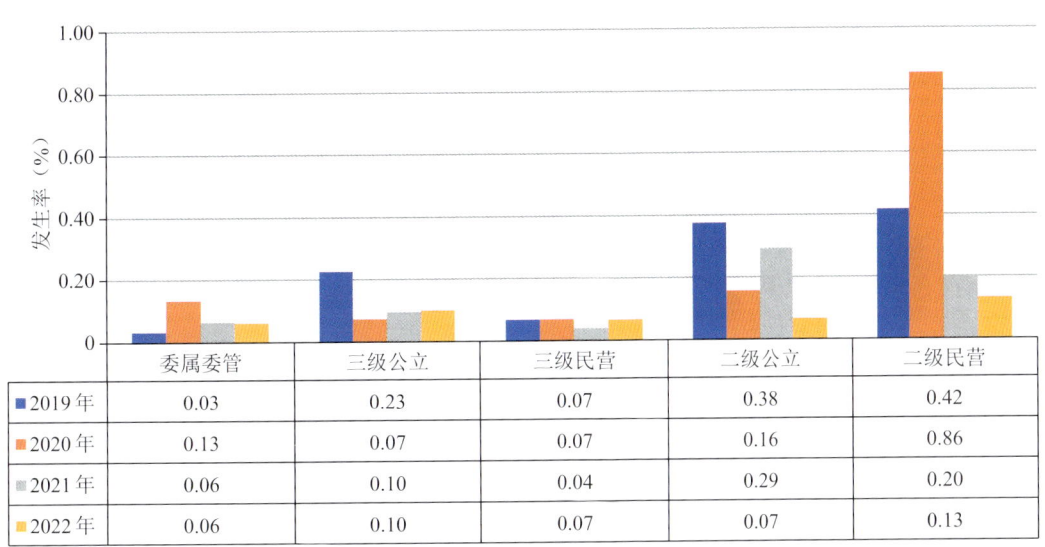

图 2-6-12　2019—2022 年全国各级各类医院可弯曲支气管镜检查相关严重并发症的发生率变化

2. 操作相关死亡率

2022 年全国医院 PCCM 科可弯曲支气管镜检查操作相关死亡率为 0.0027%，略低于 2021 年的 0.0029%（图 2-6-13）。其中，三级综合医院的均值为 0.004%，低于二级综合医院的 0.018%；三级民营医院的比例最高（0.0113%），委属委管医院和二级民营医院最低（0.0000%）（图 2-6-14、图 2-6-15）。

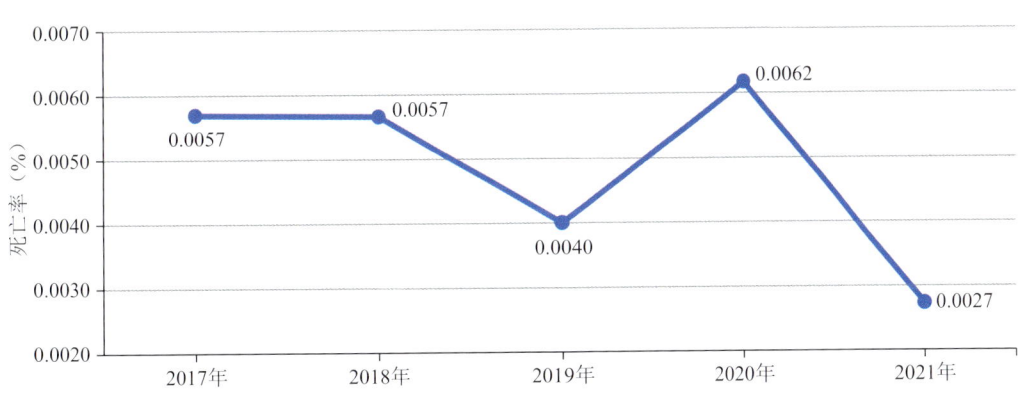

图 2-6-13　2017—2022 年全国医院可弯曲支气管镜检查操作相关平均死亡率变化

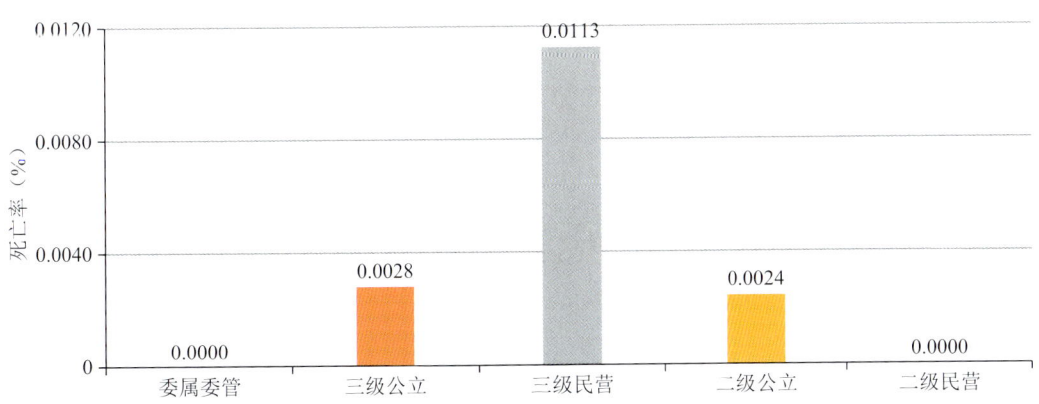

图 2-6-14　2022 年全国各级各类医院可弯曲支气管镜检查操作相关平均死亡率

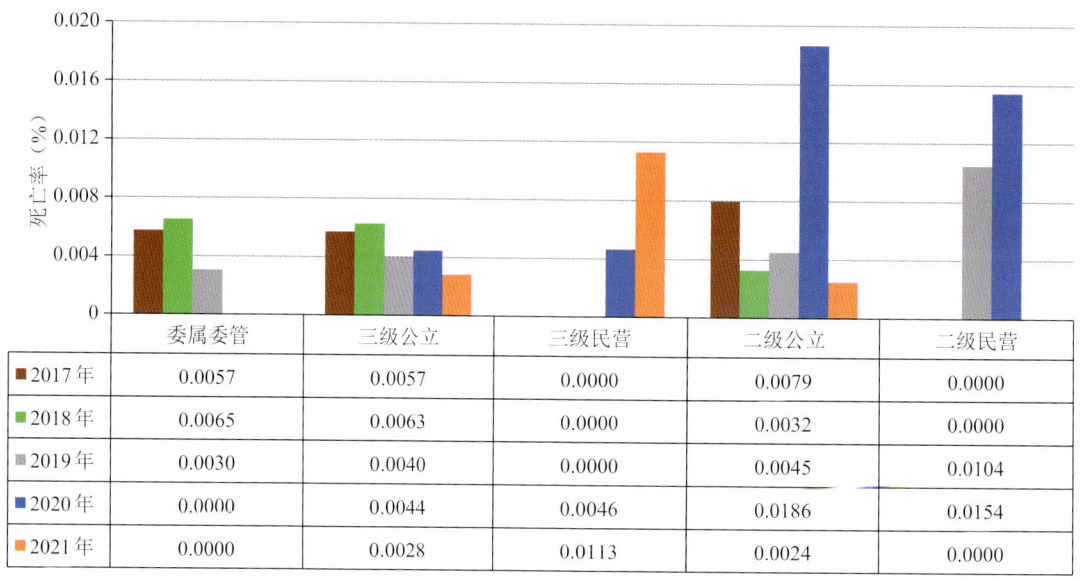

图 2-6-15 2017—2022 年全国各级各类医院可弯曲支气管镜检查操作相关平均死亡率变化

3. 三、四级技术操作比例

2022 年全国医院 PCCM 科可弯曲支气管镜检查三、四级技术操作的比例为 17.40%。其中，三级综合医院的均值为 18.49%，高于二级综合医院的 9.72%（图 2-6-16）；委属委管医院的比例最高（19.75%），二级民营医院的比例最低（6.17%）（图 2-6-17）。

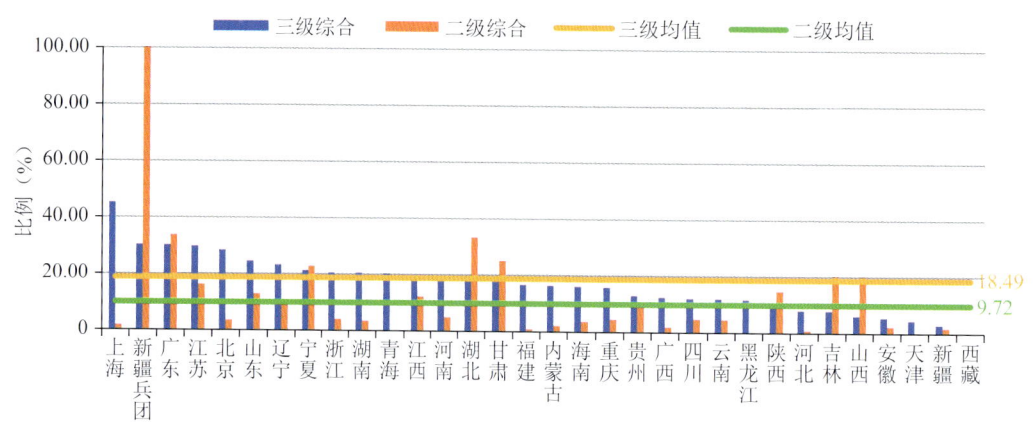

图 2-6-16 2022 年各省（自治区、直辖市）医院可弯曲支气管镜检查三、四级技术操作的比例

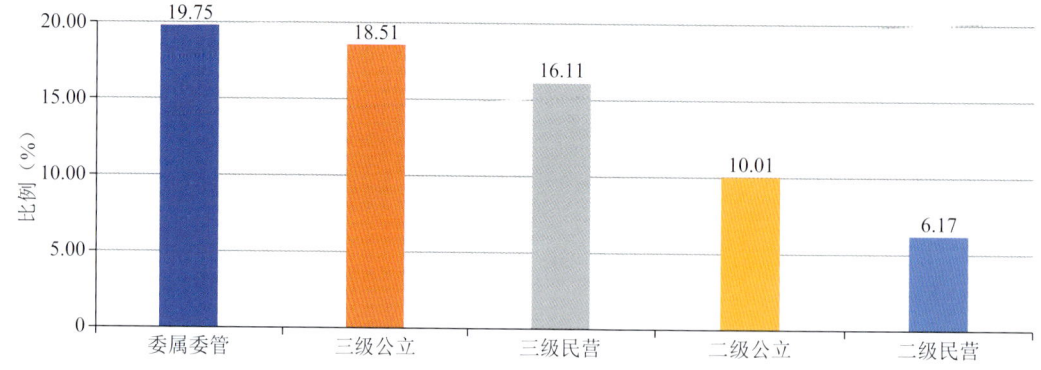

图 2-6-17 2022 年全国各级各类医院可弯曲支气管镜检查三、四级技术操作的比例

第三章 问题分析及工作重点

一、质量控制工作总体问题及工作重点

1. 对质量控制工作的重要性认识不足

当前，我国医疗质量控制工作面临多重挑战，只有认识到医疗质量的重要性才能有效地推进质量控制工作。为此，我们应着重加强宣贯政策和开展质量控制培训工作，优化医疗流程，实现医院管理的精细化与信息化。同时，要聚焦医疗质量和安全的关键指标，开展监测工作，规范医疗行为，进而提升医疗水平。通过对医疗质量的结构指标、过程指标、结果指标进行全方位监测，总结经验教训，及时发现潜在隐患，为政府决策提供有力信息支持，促进医疗事业的进步，降低医疗风险。

2. 医疗资源分布不均衡，同质化、标准化水平低

医疗优质资源过度集中于三级医院，致使患者纷纷涌向三级医院就医，给其带来了巨大的压力。以2022年综合医院数据为例，全国PCCM科床位数共计120 856张，三级综合医院平均床位数为76.52张，而二级综合医院仅为41.69张，两者在PCCM科床位数配置上存在近1倍的差距，这种结构性矛盾加剧了患者向三级综合医院聚集的虹吸效应。为破解这一困局需双管齐下：一方面通过转诊分流机制缓解三级医院接诊压力；另一方面着力提升二级医院服务能力，特别要加强呼吸慢病系统化管理。

3. 呼吸慢病系统化管理欠缺

2022年全国慢阻肺病住院患者进行血气分析检查的比例为86.94%，较2021年的88.94%略有下降，这反映出基层医院在检查规范性方面存在不足。针对此问题，需加强对慢性呼吸系统疾病防治的重视，加大规范诊疗培训的力度，推动基层慢阻肺防治体系和能力建设。

4. 信息化程度有待提高

2022年全国医院肺功能检查量为5 277 440例次，院均2 665.37例次，虽高于2021年的2544.69例次，但数据提取和监测工作仍需进一步优化。因此，要提高质量控制工作的信息化程度，实施卫生信息的数字化和标准化，采用系统集成的方法实现信息共享，更好地服务于医疗质量和安全的监测，推动呼吸系统疾病的质量控制及呼吸学科人才的培养。

5. 下一步工作重点

强化医疗质量和安全的监测指标，规范医疗行为，提升整体医疗水平。2022年全国医院PCCM科ICU平均住院日为10.27天，三级综合医院为11.38天，二级综合医院为9.77天，不同级别医院之间存在明显差异。基于此，我们将推动呼吸系统疾病防治体系和能力建设，运用质量管理和控制指标，加强省级质量控制中心建设，做好二、三级医院的分级质量控制工作。

加大对二级医院和民营医院的培训力度，提高其在慢性呼吸系统疾病诊治方面的质量监管水平，推动门诊呼吸慢病的质量控制工作，并逐步推进呼吸慢病在基层医疗机构的规范化管理。2022年全国医院慢阻肺病住院患者应用全身糖皮质激素治疗的比例为57.99%，三级综合医院的均值为56.49%，二级综合医院的均值为60.86%，各级医院在治疗规范性上仍有提升空间，需持续关注并加以改进。

二、各疾病相关医疗质量问题及工作重点

1. 社区获得性肺炎

2022年调查的2015家医院中，共有1426家医院完整上报了社区获得性肺炎（CAP）相关指标数据，这一上报比例远高于2021年（861家）。因此，我们应继续加强各单位数据填报前的培训工作，进一步提高数据上报的完整性和准确性。

2022年CAP住院患者进行CAP严重程度评估的比例为82.73%，低于2021年的87.78%，其中，二级民营医院的比例相对较低。在CAP住院患者严重程度评估及病原学检查方面，二级医院整体有所提高，但民营医院在CAP住院指征把握上仍需加强。为此，我们将继续加强对二级医院和民营医院的培训，提高CAP诊断的规范性。

2022年非ICU住院的CAP患者使用β内酰胺类抗菌药物联合喹诺酮类药物的比例为23.09%，低于2021年的25.63%，其中，委属委管及二级民营医院的比例较高。针对这一情况，应继续加强对医师的培训，规范CAP抗感染治疗。

2. 慢性阻塞性肺疾病

2022年调查的2015家医院中，共有1443家医院完整上报了慢性阻塞性肺疾病（慢阻肺病）急性加重相关指标数据，较2021年（1173家）明显增加。

2022年全国医院慢阻肺病住院患者进行胸部影像学检查的比例为90.26%，低于2021年的92.09%；进行超声心动图检查的比例为71.43%，低于2021年的73.57%。表明部分医院在影像学检查和超声心动图检查方面比例较低，需要加以提高。

2022年全国医院慢阻肺病住院患者应用全身糖皮质激素治疗的比例为59.19%，三级综合医院的均值为57.86%，二级综合医院的均值为61.37%；出院时开具长期维持吸入药物处方的比例为80.31%，低于2021年的81.20%。全身糖皮质激素治疗比例较低，出院时长期维持药物处方比例需进一步提高。

2022年全国医院慢阻肺病住院患者仅应用有创机械通气的病死率为12.56%，其中，二级民营医院最高，达到21.17%；三级民营医院有创机械通气治疗病死率较高，需重点关注。应加强对各级医院的培训，规范慢阻肺治疗及检查技术的应用，尤其要重视对民营医院的机械通气技术的监管和培训，提高其在慢阻肺治疗中的质量。

3. 支气管哮喘

2022年全国医院支气管哮喘住院患者进行血气分析检查的比例为81.31%，低于2021年的83.99%；进行肺功能检查的比例为72.28%，低于2021年的78.51%；进行严重程度分级的比例为74.91%，低于2021年的75.75%。针对这些情况，我们将加强对各级医院的培训，提高支气管哮喘诊断的规范性。

2022年全国医院支气管哮喘住院患者应用无创机械通气的比例为8.77%，应用有创机械通气的比例为1.31%，无创和有创机械通气使用比例三级医院均值均高于二级医院，委属委管医院收治重症患者较多。因此，我们将加强对二级医院的培训，提高其在支气管哮喘治疗中的质量。

2022年全国医院支气管哮喘住院患者出院时处方或嘱咐使用控制药物的比例为87.01%，虽高于2021年的86.84%，但仍有提升空间。

4. 肺栓塞

2022 年全国肺栓塞住院患者共计 38 817 例，院均 25.09 例，委属委管医院的均值最高，为 90.45 例。委管医院和三级公立医院患者较多，因此，我们应加强分级诊疗，提高二级医院的诊疗能力，引导患者合理就医。

2022 年全国医院肺栓塞住院患者进行确诊检查的比例为 89.96%，略低于 2021 年的 90.07%；委属委管医院的比例为 82.42%，低于其他类别医院。针对此情况，我们将加强对委属委管医院的监管和培训，提高其在肺栓塞诊断中的质量。

2022 年全国医院肺栓塞住院患者应用溶栓治疗的比例为 7.79%，较 2021 年略有下降；应用抗凝治疗的比例为 93.34%，其中，二级民营医院的比例最低，为 79.48%。我们将加强对二级民营医院的培训，规范肺栓塞治疗。

5. 肺结核

2022 年全国肺结核住院患者共计 71 988 例，院均 44.19 例，委属委管医院的均值最高，为 143.13 例。为此，我们应加强分级诊疗，提高二级医院的诊疗能力。

2022 年全国医院肺结核住院患者病原学结果为阳性的比例为 57.64%，高于 2021 年的 49.28%，明显高于 2020 年的 38.35%。

6. 呼吸内镜

2022 年全国医院 PCCM 科行可弯曲支气管镜检查患者共计 1 024 350 例，院均 696.84 例，三级综合医院的均值为 1010.75 例，高于二级综合医院的 225.97 例。近 5 年来，这一数据达到最高水平，三级医院高于二级医院。因此，我们需加强分级诊疗，提高二级医院的诊疗能力。

2022 年全国医院 PCCM 科可弯曲支气管镜病理活检的比例为 27.93%，低于 2021 年的 28.98%。针对此情况，我们将加强对各级医院的培训，加强规范管理，提高呼吸内镜检查的技术水平和规范性。